全民健康科普丛书

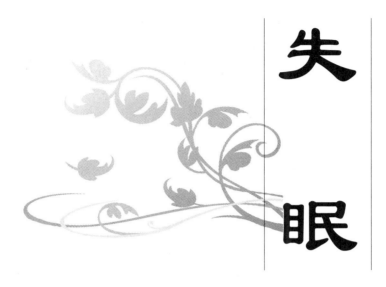

失眠

101问

全民健康科普丛书编写组　编著

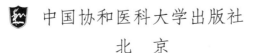
中国协和医科大学出版社
北　京

图书在版编目（CIP）数据

失眠 101 问 / 全民健康科普丛书编写组编著. —北京：中国协和医科大学出版社，2023. 12（2025. 1 重印）.

（全民健康科普丛书）

ISBN 978-7-5679-2306-5-01

I. ①失… Ⅱ. ①全… Ⅲ. ①失眠-防治-问题解答 Ⅳ. ①R749. 7-44

中国国家版本馆 CIP 数据核字（2023）第 205828 号

编　　著	全民健康科普丛书编写组
策划编辑	栾　韬
责任编辑	高淑英
封面设计	邱晓俐
责任校对	张　麓
责任印制	黄艳霞
出版发行	**中国协和医科大学出版社**
	（北京市东城区东单三条 9 号　邮编 100730　电话 010-65260431）
网　　址	www. pumcp. com
印　　刷	三河市龙大印装有限公司
开　　本	710mm×1000mm　　1/16
印　　张	6. 5
字　　数	80 千字
版　　次	2023 年 12 月第 1 版
印　　次	2025 年 1 月第 2 次印刷
定　　价	30. 00 元

序

"全民健康科普丛书"的出版，可喜可贺！

有两点值得称道：

其一，党和国家重视科学普及，把科学普及与科技创新同等对待。特别是医学科普，更是关系到"健康中国""人人健康"的大事。一定要把防病知识推广到群众中去，特别是农村中去。

我们常常说，让群众掌握科学，让群众掌握生命健康的主动权，也就在于此。医学科普重点是在防病知识的普及，我们强调"保健靠自己，看病找大夫"。把以后"找我看病"，变成找我做"健康老师"。这是一个重要的观念转化问题，也是医学普及的焦点和难点。

进二，本书的出版，又再一次强调，一个医生除了临床诊治和研究以外，要重视科普工作，把它作为医生职责的组成部分。这是从我们老一辈医学家们就开始倡导，身体力行的。林巧稚大夫曾教导我们："等病人出现了问题再找大夫，医生的职责已经了一大半！"这一至理名言说（体现）预防为主，又突出了科普的重要和必要。

我们向林巧稚大夫学习等等向学习，除了对知识和技术的渴望、对真理的追求和坚持，对人的善良、同情和关爱以外，还有改善人与社会健康的智慧。人与社会的健康是靠着科学普及来完成的。

一句不高手可有，但是很深刻的话，就是："如果你只是个好医生，就还不是一个好医生。"医生与病人结合起来，科学与普及结合起来，这就是我们的方向，这就是关爱大众、发展医学的方向。

是为序。

郎景和

二〇二三年十二月

序

"全民健康科普丛书"的出版，可喜可贺！

有两点值得称道：

其一，党和国家重视科学普及，把科学普及与科技创新同等对待。特别是医学科普，更是关系到"健康中国""人人健康"的大事。一定要把防病知识推广到群众中去，特别是农村中去。

我们通常说，让群众掌握科学，让群众掌握生命健康的主动权，也就在于此。医学科普重点在于防病知识的普及，我们强调"保健靠自己，看病找大夫"。把"医生找我看病，变成我找医生查体"。这是一个重要的观念转化问题，也是医学普及的焦点和制高点。

其二，本书的出版，又再一次强调，一个医生除了临床诊治和研究以外，要重视科普工作，把它作为医生职责的组成部分。这是从我们老一辈的医学家们就开始倡导，并身体力行的。林巧稚大夫经常教导我们："等病人出现了问题，再找大夫，医生的职责已经丢掉了一大半！"这一至理名言既体现了预防为主，又突出了科普的重要和必要。

我们向林巧稚大夫等前辈学习，除了对知识和技术的渴望，对真理的追求和理解，对人的善良、同情和关爱以外，还有改善人与社会健康的智慧。人与社会的健康是要靠科学普及来完成的。

一句似乎矛盾，但是很深刻的话，就是："如果你仅仅是个好医生，就还不是一个好医生。"医生与病人结合起来，科学与普及结合起来。这就是我们的方向，这就是关爱大众、发展医学的方向。

是为序。

郎景和

二〇二三年十二月

前　　言

  2016 年 10 月，中共中央、国务院印发《"健康中国 2030"规划纲要》，提出"普及健康生活、优化健康服务、完善健康保障、建设健康环境、发展健康产业"五个方面的战略任务。党的十九大报告也进一步将"实施健康中国战略"纳入国家发展的基本方略，把人民健康提升到"民族昌盛和国家富强的重要标志"地位。这一系列决策，标志着健康中国建设进入了全面实施阶段。而医学科普，则是强化国民健康理念、提高全民健康素养、实现"健康中国"这一伟大战略目标的关键途径之一。

  在当前信息时代背景下，公众获取信息的途径多样，且各类平台的"健康科普"信息良莠不齐，其专业性和科学性往往不能得到保障。因此，权威的医学科普不能缺位，对于大众健康知识的传播、健康素养的提升刻不容缓。在这样的大背景下，我们组织各临床专业的专家编写了这套"全民健康科普丛书"，旨在提供给大众专业、权威的科普知识，让大众可以放心地去读、安心地去学。

  本套书紧密围绕人们日常生活最常见的一些疾病，由相关科室的医生精选了临床上病人常会问到的问题，涉及生理基础、发病原因、临床症状、检查手段、治疗方法、用药禁忌、日常注意事项等方方面面，作者用通俗易懂的语言，由浅入深地回答病人的疑问。通过阅读本系列丛书，可使大众对相关疾病有一个科学的、整体的认知，使未患病者能够防患于未然，引导已患病者能够科学治疗、早日康复。

　　病人疑问的搜集和整理不是一日之功、一人之劳，需要集思广益，感谢所有编者以及相关科室同仁对本套书编撰的大力支持。本书难免有疏漏之处，诚恳希望读者批评、指正。

全民健康科普丛书编写组

2023 年 9 月

目　录

 睡眠基本知识

1. 什么是失眠？ …………………………………………（ 1 ）

2. 我们是怎样进入睡眠的？ ……………………………（ 2 ）

3. 睡眠对人体重要吗？ …………………………………（ 3 ）

4. 有什么方法可以研究睡眠？ …………………………（ 4 ）

5. 正常的睡眠分几个阶段？ ……………………………（ 5 ）

6. NREM 是什么样的？ …………………………………（ 6 ）

7. REM 是什么样的？ ……………………………………（ 7 ）

8. 人可以不睡觉吗？ ……………………………………（ 8 ）

9. 不同年龄的人对睡眠的要求一样吗？ ………………（ 9 ）

10. 梦是怎么回事？ ………………………………………（ 11 ）

11. 外界事物能不能进入梦中？ …………………………（ 12 ）

12. 睡眠疾病包括哪些？ …………………………………（ 13 ）

13. 整天都想睡觉是怎么回事？ …………………………（ 14 ）

14. 什么是睡眠-觉醒节律障碍？ ………………………（ 15 ）

15. 梦游是怎么回事？ ……………………………………（ 15 ）

16. 夜惊是怎么回事？ ……………………………………（ 16 ）

17. 梦魇是怎么回事？ ……………………………………（ 17 ）

18. 噩梦是怎么回事？ ……………………………………（ 17 ）

19. 打鼾对健康有影响吗？ ………………………………（ 18 ）

20. 日常生活中为了防止打鼾，应该注意什么？ ………（ 19 ）

21. 什么是睡眠呼吸暂停综合征？ ………………………（ 19 ）

22. 为什么睡眠呼吸暂停综合征会造成记忆力减退？ ……（ 20 ）

23. 有人在大笑或大哭时突然摔倒是怎么回事？ ·············（ 21 ）

24. 睡眠中感觉腿跳动是怎么回事？ ·············（ 21 ）

25. 什么是不宁腿综合征？ ·············（ 22 ）

二 为什么会失眠

26. 什么是生物钟？ ·············（ 24 ）

27. "时差" 会引起失眠吗？ ·············（ 24 ）

28. 人体内有没有一个 "唤醒" 系统？ ·············（ 25 ）

29. 睡眠环境变化会引起失眠吗？ ·············（ 26 ）

30. 作息不规律会引起失眠吗？ ·············（ 26 ）

31. 头痛是怎样影响睡眠的？ ·············（ 27 ）

32. 关节痛为什么会引起失眠？ ·············（ 28 ）

33. 脑血管病会引起失眠吗？ ·············（ 29 ）

34. 帕金森病会引起失眠吗？ ·············（ 30 ）

35. 痴呆病人的睡眠障碍有哪些特点？ ·············（ 30 ）

36. 呼吸肌麻痹病人为什么会失眠？ ·············（ 31 ）

37. 怎样预防睡眠中癫痫发作？ ·············（ 32 ）

38. 艾滋病病人的睡眠有什么特点？ ·············（ 33 ）

39. 慢性肝病会引起失眠吗？ ·············（ 34 ）

40. 肾衰竭会引起失眠吗？ ·············（ 35 ）

41. 癌症病人会失眠吗？ ·············（ 36 ）

42. 甲状腺功能亢进会引起失眠吗？ ·············（ 37 ）

43. 甲状腺功能减退会引起失眠吗？ ·············（ 38 ）

44. 垂体功能亢进会引起失眠吗？ ·············（ 39 ）

45. 垂体功能低下会造成失眠吗？ ·············（ 40 ）

46. 肾上腺皮质功能亢进会引起失眠吗？ ·············（ 41 ）

47. 肾上腺皮质功能减退会引起失眠吗？ ·············（ 42 ）

48. 糖尿病会引起失眠吗？ ·············（ 42 ）

49. 溃疡病会引起失眠吗？ ·············（ 43 ）

50. 哮喘会引起失眠吗？ ·············（ 44 ）

51. 高血压会使人失眠吗？ …………………………………………（45）

52. 精神分裂症会引起失眠吗？ ………………………………………（46）

53. 情感性精神病人的睡眠障碍有什么特点？ ………………………（47）

54. 反应性精神病会引起失眠吗？ ……………………………………（48）

55. 抽动秒语综合征是什么？患者会失眠吗？ ………………………（49）

56. 焦虑性失眠是怎么回事？ …………………………………………（50）

57. 抑郁时会失眠吗？ …………………………………………………（51）

58. 药物为什么会引起失眠？ …………………………………………（51）

59. "摇头丸"有哪些危害？ …………………………………………（52）

60. 激素会不会引起失眠？ ……………………………………………（53）

61. 喝咖啡为什么会引起失眠？ ………………………………………（54）

62. 儿童睡眠不好是什么原因引起的？ ………………………………（55）

63. 学生会失眠吗？ ……………………………………………………（56）

64. 婚恋和失眠有什么关系？ …………………………………………（56）

65. 为什么更年期反应里总有失眠？ …………………………………（57）

三 失眠治疗之建立良好睡眠习惯

66. 良好睡眠习惯有哪些？ ……………………………………………（59）

67. 饮食和睡眠有什么关系？ …………………………………………（60）

68. 饮酒会影响睡眠吗？ ………………………………………………（61）

69. 什么样的卧室环境有助于睡眠？ …………………………………（61）

70. 什么样的床有助于睡眠？ …………………………………………（62）

71. 什么样的枕头有助于睡眠？ ………………………………………（63）

72. 什么样的睡衣有助于睡眠？ ………………………………………（64）

73. 什么样的被子有助于睡眠？ ………………………………………（64）

74. 睡眠前洗个热水澡会有助于睡眠吗？ ……………………………（65）

75. 为什么要坚持良好的睡眠作息制度？ ……………………………（66）

76. 睡前运动可以治疗失眠吗？ ………………………………………（67）

77. 兴奋大脑的药物会影响睡眠吗？ …………………………………（68）

78. 为什么说保持心理平衡对治疗失眠很重要？ ……………………（69）

四　失眠的治疗之药物治疗

79. "理想的"安眠药有哪些特点？ ················· （70）

80. 安眠药有哪几类？ ································ （71）

81. 巴比妥类药物为什么现在不用作安眠药？ ········· （72）

82. 司可巴比妥为什么现在很少作为安眠药使用了？ ····· （73）

83. 甲丙氨酯为什么很少使用了？ ···················· （74）

84. 苯二氮䓬类药物是怎样治疗失眠的？ ·············· （74）

85. 地西泮治疗失眠为什么使用越来越少了？ ·········· （75）

86. 三唑仑作为治疗失眠的药物怎么样？ ·············· （76）

87. 艾司唑仑作为治疗失眠的药物怎么样？ ············ （77）

88. 劳拉西泮和阿普唑仑能治疗失眠吗？ ·············· （77）

89. 佐匹克隆治疗失眠效果如何？ ···················· （78）

90. 唑吡坦治疗失眠效果如何？ ······················ （79）

91. 水化氯醛现在还用来治疗失眠吗？ ················ （80）

92. 安眠药除了三大系列之外，还有哪些药物？ ········ （81）

93. 盐酸多塞平和阿米替林能治疗失眠吗？ ············ （82）

94. 曲唑酮能治疗失眠吗？ ·························· （82）

95. 抑郁症治愈后，失眠会好转吗？ ·················· （83）

96. 抗抑郁药都能帮助治疗失眠吗？ ·················· （84）

97. 为什么有些抗组胺药也有催眠作用？ ·············· （84）

98. 慢性长期失眠病人能一直服用安眠药吗？ ·········· （85）

99. 中医可以治疗失眠吗？ ·························· （86）

100. 褪黑激素能改善失眠吗？ ······················ （86）

101. 妊娠期妇女、老年人、儿童这三类特殊人群
     失眠症的治疗需要注意什么？ ················ （87）

参考文献 ····································· （89）

一

睡眠基本知识

1. 什么是失眠?

"关关雎鸠，在河之洲。窈窕淑女，君子好逑。求之不得，辗转反侧。"诗经的第一章十分形象地写出了一位失眠者的苦恼。这是一位失恋后的失眠者，他的失眠与心理因素有关：想着心爱的人翻来覆去，怎么也睡不着！

失眠是指尽管有合适的睡眠机会和睡眠环境，依然对睡眠时间和/或质量感到不满足并且影响日间社会功能的一种主观体验，是很常见的症状，但并不是一种病。失眠有可能是某些尚未显露出来或是已经出现的疾病的一种表现形式。患有失眠的病人应该设法查清原因，及时而彻底地治疗。

按照《中国成人失眠诊断与治疗指南》的诊断标准，失眠的主要症状表现为入睡困难、睡眠维持障碍、早醒、睡眠质量下降和总睡眠时间减少，同时伴有日间功能障碍。所谓入睡困难是指人们上床后，过 30 分钟尚未入睡者。因为通常上床后经过 20~30 分钟就应当可以睡着。睡眠维持障碍指整夜觉醒次数≥2 次。早醒是指人们睡着之后在半夜突然醒来，不能再入睡，这种瞪着眼睛等天亮的状态是非常难受的。总睡眠时间减少是指某些人夜间总的睡眠时间少于 6.5 个小时，这是用一般人的平均睡眠时间 8 小时来计算的。

2. 我们是怎样进入睡眠的?

睡眠是人类生命的需要,每个人注定要睡眠,那么对于"我们为什么会入睡"这一问似乎多此一举。不过如果我们坚持要一个答案,许多人很可能答不上来,就像"苹果为什么不往天上飞去而偏要从树上掉下来"这个问题一样,正是日常生活中的小事往往容易被人忽视,所谓"天经地义"的事情有时却包含着重要的道理。

让我们想像一下这样一个情景:一个人已经劳累了一整天,当疲劳和紧张逐渐消失时,他会松口气,躺在床上,伸伸懒腰,打个哈欠,此时四肢和身体的大肌肉便会逐步放松,松得不再能支撑我们的身体,接着,皱着的眉头舒展开来,双手和下巴慢慢放松,于是就进入了睡眠。这个过程有的人极短,短到自己都觉察不到。如果你是一位有心人,你可以在公共汽车上、开会时、看电视时,从打盹的人身上观察到入睡的全过程。由于打盹时人的颈部和身上的肌肉慢慢支持不住重量,结果头歪向一侧,身子往一边倒,下巴张开,有时还会流口水,有的还会轻轻打呼噜。此时只要有点声音或一个物体刺激一下打盹的人,他就会突然抬起头来,茫然地注视周围的人群或环境,重新意识到"身处何地"。当然也有人并不承认自己曾经入睡或打盹,只感到自己好像"放松"了一下。

"放松",这是十分确切的描述。因为放松是睡眠最重要的前提,如果一个人在精神上、心理上、身体上都没有放松的话,就很难入睡,甚至根本不能入睡。许多失眠的病人都了解这一点,他们在入睡前就害怕躺在床上睡不着,越害怕,心里就越紧张;越紧张,就越放松不了,结果形成一个恶性循环,也往往使失眠更加严重。

3. 睡眠对人体重要吗?

人从胎儿后期开始就有睡眠,出生后更是如此。如果按每人每夜平均睡 8 小时计算,那么一位 70 岁老人一生中花在睡眠上的时间竟达 20 万个小时之多。人的生命是有限的,花这么多的时间在一项单一的、周而复始的、又不太了解内容的活动上到底值不值得呢?睡眠有这么重要吗?

人类虽然已经研究睡眠很长时间了,但是仍然不能说已经完全搞清楚了。20 世纪 50 年代以来,多导睡眠仪的发明和应用使人们对睡眠的认识更加深入了。从初步的实验结果来分析,科学家发现睡眠是人类生命所必需的,就像食物和水一样。充足的睡眠可以使人变得思维敏捷,反应迅速,从而提高人们的工作能力和学习能力。同时,人在睡眠时,新陈代谢的速度会减慢,从而达到恢复体能,贮存能量的目的。人通过睡眠保持大脑的清醒和身体的活力,是其他活动不能替代的。另外,对于发育期的青少年,充足的睡眠可促进其生长发育。睡眠可以使处于生长期的人体内的生长细胞分裂速度加快,从而使骨骼发育加快,肌肉变得发达。通过测试,健康的成年人可以忍受饥饿 3 周之久,但三昼夜不睡觉,就会变得情绪波动、坐立不安、判断能力下降、记忆力减退,甚至产生一些错觉和幻觉,以致日常生活中的基本活动都难以维持。因此,睡眠对每个人来说,都是非常重要的,是不可或缺的生活需要。

尽管睡眠对每个人如此重要,但是不同的人对睡眠的需要并不相同。目前对健康的成年人来讲,平均每夜睡 7~9 个小时就已经足够了,而女性所需要的睡眠时间比男性略多一些。有些人每夜只睡 3~4 个小时就精神饱满、头脑清醒,但另一些人可能需要每夜睡 10~12 个小时才能解乏,否则第二天工作都难以为继,会头昏脑涨、无精打采。因此,就睡眠时间长短而言,每个人的需求都不一样。失眠的病人最好是和自己不失眠的时候比较，而不要和别人比较。

4. 有什么方法可以研究睡眠？

20世纪50年代研究人员在测定人的整夜睡眠后，发现睡眠是由不同类型的脑电波、眼球活动、心跳和呼吸频率、肌电活动等组成的规律性、周期性的生理活动。经过多次改装和测试，现在临床上应用的仪器称为多导睡眠仪。

一般在夜间进行睡眠实验的操作，为了避免睡眠时打鼾影响别人，要采用隔音装置。由于多导睡眠仪检查时要在头皮上安置许多不同的电极，由导线连接到主机上，所以有的病人会感到不习惯，难以入睡，可能需要反复进行多次检查才能获得较良好的记录。实验室的技术员和医师一般都在隔壁的操纵室内操作仪器，将各项信息及数据输入计算机内，结果会通过自动分析仪打印出来。

多导睡眠仪主要由脑电波记录仪、眼球运动记录仪、呼吸记录仪、血氧饱和度测定仪、心率记录仪及肌电波记录仪组成，记录人在睡眠时的脑电波、眼球活动、呼吸、血氧饱和度、心率和肌电波等数据。

多导睡眠仪中最基本的部分是脑电波检查。正常健康人在睡眠时其脑电波的图形是规律性地出现的，随着睡眠的深浅，图形会发生变化。如果患了睡眠病，其结果就和正常人不同了，医师可以根据异常的结果作出诊断。

眼球运动记录仪是另一个重要的部分，在睡眠的过程中，正常健康人大部分时间眼球基本上不活动，只有一小部分时间眼球才做很快的来回运动。在眼球基本上不活动和很快活动的时候，脑电波有着明显的差别，说明这是两种截然不同的睡眠阶段。记录这两种睡眠阶段（医师称为时相）对分析睡眠病至关重要。

呼吸记录仪常和血氧饱和度测定仪合并使用，正常健康人在睡眠加深后呼吸变慢、加深，但血氧饱和度应始终保持在 90%~95%。如果有人在睡眠中产生呼吸暂停，而且血氧饱和度降到 80% 以下，那么就是一种睡眠病——睡眠呼吸暂停综合征。

心率记录仪很容易安装，只要把一对电极放在心前区就可以了，由于心电波比脑电波强得多，所以很容易辨认。

肌电波记录仪通常不作为常规检查的手段，只在研究睡眠中肌肉收缩或放松时才使用。这对电极主要放在下颏上。

从上述描述中我们可以了解到多导睡眠仪能同时记录人在睡眠时的脑电波、心率、呼吸、血氧饱和度、肌电波和眼球活动等数据，通过自动分析仪来测定人的睡眠属于正常还是不正常，所以是诊断睡眠病的一个非常重要的方法。20 世纪 80 年代以来，我国已经有不少大医院建立了睡眠研究的实验室，为许多患有睡眠病的病人解除了痛苦。

5. 正常的睡眠分几个阶段？

从多导睡眠仪的检查结果来看，正常人在睡眠时有时眼球不活动或者只有很慢的浮动，这段时间比较长；但有时眼球也会很快地来回活动，这段时间比较短，在眼球慢动或快动的同时，脑电图会出现不同的变化。由此，科学家把睡眠分成非快速眼动相（non rapid eye movement，NREM）睡眠和快速眼动相（rapid eye movement，REM）睡眠两部分，为书写方便起见，在文献中都用英文缩写的第一个大写字母来表示，非快速眼动相睡眠写作 NREM，而快速眼动相睡眠写作 REM，下面我们也按此表述，请读者注意。

正常成年人在睡眠一开始先进入 NREM，由浅入深，大概经过 60~90 分钟后，转成 REM，REM 持续时间只有 10~15 分钟，然后又转成 NREM，就这样周期性地交替出现 NREM 和 REM，一夜出现 4~6 次，直到清醒为止。

这是正常睡眠时的基本规律，人人都遵循，如果这种最基本的规律出现紊乱，如缺少了 REM 或 NREM，或是 NREM 和 REM 的排列发生了紊乱，即刚入睡就出现 REM 而不是 NREM，那么一定是睡眠病。

我们一再强调睡眠多导仪的作用是因为这个仪器可以客观、公正地观察睡眠的情况，科学性强。有些病人觉得自己失眠很严重，"通宵未睡"，但睡眠多导仪检查结果却告诉病人睡着了，不过睡得不够深，时间也不够长。根据这种结果医师对症下药就会有的放矢，把握大一些。另外还有些病人被误诊为别的病，依靠睡眠多导仪检查才纠正了诊断，下面我们会慢慢介绍。总之，睡眠多导仪检查会给医师和病人一个总的印象，即病人的睡眠到底是正常的还是不正常的。

6. NREM 是什么样的？

正常健康成年人入睡后先进入 NREM（非快速眼动期）。非快速眼动（NREM）期也称为慢波睡眠期，总体特征是全身代谢减慢，总代谢率较入睡前安静状态降低 10%～25%，脑血流量减少，大部分脑区神经元活动降低，循环、呼吸机交感神经系统活动降低，表现为呼吸平稳、心率减慢、血压与体温下降和肌张力降低，无明显的眼球运动。根据睡眠深度又可以把 NREM 分成 Ⅰ、Ⅱ、Ⅲ、Ⅳ期，各期的脑电波变化很大，能清楚地区别开来。

NREM 第 Ⅰ 期如果闭上眼睛做脑电波描记，可以看到有每秒 8～13 次的脑波，称为阿尔法波，这是以希腊字母 α 命名的波，说明受检者处于一种清醒而松弛的状态。NREM 第 Ⅰ 期是指由 α 波期转入浅睡，脑电波逐渐由 α 波变成速度较快，波幅较高的波，呼吸次数变慢，心率也下降，下颏的肌肉放松，体温稍稍降低，人的思维变得像"漂浮"在一些奇怪的想法之中。所以 NREM 第 Ⅰ 期以机体的整个机能减弱和意识不清为主要特征，持续仅 10～15 分钟。

NREM 第 Ⅱ 期脑电波变成速度快、波幅高、密集的像锯齿形的波群，看起来像一只只织布机上的纺缍一样，称为睡眠纺缍。出现睡眠纺缍，就表明受检者正在"实实在在"地睡觉，他已经不可能控制自己的思维活动了。在这个时期，眼球会缓慢地由一侧转到另一侧，好像在水上浮动似的，速度很慢。同时呼吸和心率也进一步减慢，体温和血压再降低些，肌肉也更加放松。这段时间大概持续 15～20 分钟。

　　NREM 第Ⅲ期脑电波由睡眠纺缍逐渐夹杂一些宽大的慢波，大概每秒出现一次，称为德尔塔波，是以希腊字母 δ 命名的波。δ 波的出现标志着 NREM 第Ⅲ期的到来。这期睡眠较深，只有不停地叫名字并摇晃身子才有可能弄醒他。除了脑电波的变化之外，呼吸、心率、体温、血压继续降低，肌肉更加放松。这期大概持续 10～15 分钟。

　　NREM 第Ⅳ期脑电波显示以 δ 波为主，睡眠纺缍完全消失。眼球基本上不活动，肌肉完全松弛，体温明显降低，呼吸均匀而深，心率明显变慢，人很难被叫醒，这期是真正的熟睡阶段。失眠病人和老年人都达不到 NREM 第Ⅳ期，而奇怪的是有些睡眠病却恰好在这期发生，如遗尿症和梦游症等。

7. REM 是什么样的？

　　经历了 NREM 四期之后，睡眠会出现一系列奇特的变化，最奇特的是眼球活动。原先在 NREM 第Ⅳ期基本不活动的眼球一下子变得快速地从一侧转到另一侧，好像在看什么东西一样，这时期称为 REM 睡眠相，也称为快波睡眠期。这个时期脑代谢与脑血流量增加，大部分脑区神经元活动增加，脑活动与清醒期相似。第一次出现的 REM 只持续 10 分钟左右。

　　REM 期脑电波的变化很奇特。原来大量的 δ 波逐渐减少，出现了睡眠纺缍和 α 波，以后又出现低波幅、快速的、多变的波形，这是清醒状态的脑电波。可是受检者并没有醒来，他确实还在沉睡之中。

　　还有奇特之处，REM 睡眠时呼吸突然加快而且不规则，心率加快，体温轻度上升，血压也轻度升高，但是肌肉却更加放松了，下颏更松弛，口水会流出来。有些人在这期会出现足趾的伸屈活动或磨牙。男性可能出现阴茎勃起，女性的阴道分泌物也可能增加。

一位熟睡的人出现清醒状态的脑电波和眼球快速的来回活动确实不同寻常，所以 REM 又被称为非正规睡眠。科学家经过反复地观察认为 REM 睡眠可能与梦境状态有关。如果把受检者从 REM 突然叫醒，并请他立刻回忆和复述梦境，那么受检者可以清晰地把梦境和盘托出，不过如果受检者在醒后又陷入深睡中或保持清醒一段时间，则受检者会把五分钟前做的梦忘记得干干净净。

REM 睡眠还会把外界声响组合到梦境之中。例如，你可能在梦境中梦见客人不断地按你的门铃请你开门，等到突然惊醒后才发现原来是床头的闹钟在大响着。

各种疾病的发病常常和 REM 有关。如心绞痛、心肌梗死、溃疡病、哮喘病、中风等急性发作常常在 REM 睡眠相，甚至分娩的发动也在 REM 时期。

虽然到目前为止，REM 的作用还不完全清楚，但是科学家认为REM 对人是必不可少的，它能使大脑得到休整，如果缺少 REM（称为 REM 睡眠剥夺），在次夜会加倍"偿还"，使人噩梦频频，睡不解乏。

8. 人可以不睡觉吗？

睡眠是生命的需要，对于维持人类的健康非常重要。人们可以通过睡眠，将白天机体受到的损伤、消耗、过度劳累等情况得到补充和修复。所以人不能没有睡眠，而且每天缺少的睡眠还要补上，否则会受到惩罚，很像欠债一定要还一样。这里举几个例子来说明。

拿破仑总希望从睡眠中节省时间，所以曾经强迫自己 2~3 夜不睡，但结果却懊悔不已，因为他抵挡不住"瞌睡虫"的侵袭，在白天办公时间沉入梦乡，而且整天头昏脑涨，记忆力差，办事效率下降。

二战期间，由于劳动力缺乏，英国某些军工厂决定延长工人工作时间，每周工作 70 小时。开始的 1~2 周，产品数量稳步增长，第 3 周后发现随着产量的增加，废品率也随着上升，最后每小时生产的合格产品远远低于加班之前，结果只能减少加班时间，直到每周工作 54 小时，产品的合格率才又达到高峰。

在战场上，指挥官在重大战役之前，会派出小股部队在夜间对敌军前沿阵地进行骚扰，使敌军整夜不能入睡，结果是次日战斗打响后，敌军的战斗力会因睡眠不足和疲劳而减弱。

在睡眠实验室，研究人员阻止受检者进入睡眠达数天之久，结果受检者都诉述头昏脑涨，不能集中注意力，记忆力明显减退，情绪烦躁不安，易发脾气，表情呆滞迷惘，有时甚至沮丧、压抑，出现自杀念头。个别人还会出现幻觉，如听到别人在和他说话，看见奇怪的东西等，有时出现多疑、敏感，老是疑心别人想害自己等，和精神病十分相似。

这种称为睡眠剥夺的试验一旦结束，受检者便立刻陷入沉睡，他们会一下子进入 NREM 第 II 期，然后加深到 NREM 第 III、IV 期。最特别的是 REM 出现的时间提前，时间也延长，出现的次数增加，说明 REM 遭到剥夺后要求补偿的趋势最为强烈，反过来说明 REM 对人是十分重要的，任何的 REM 剥夺都会产生 REM 的补偿和反跳。

9. 不同年龄的人对睡眠的要求一样吗？

应当承认，不同年龄的正常健康人对睡眠的要求是很不相同的。

胎儿在母亲的子宫里同样也有睡眠和清醒的时刻，不过绝大多数时间是处于睡眠之中。根据胎儿脑电图的观察，REM 睡眠占大部分时间。

出生后的新生儿每 24 小时要睡 14~16 小时，其中约一半时间处于 REM 睡眠，在新生儿睡眠时我们可以很清楚地看到他们的眼球在做快速的来回活动，也正是观察到新生儿睡眠中的眼球快速活动，科学家才发现了 REM 睡眠。新生儿睡眠时除了眼球快速活动之外，还可以看到他们经常紧握双拳，手指或足趾一动一动地，扮鬼脸，作微笑状等，说明他们正在做梦，可惜我们无法了解新生儿的梦境。总之，从胎儿到新生儿的睡眠脑电图来分析，以 REM 睡眠为主，说明 REM 睡眠对他们的中枢神经系统的生长和发育是十分重要的。

随着孩子的成长，到学龄前阶段，儿童的睡眠时间就缩短到 12 小时左右，再加午睡 1 小时。到青春期，睡眠进一步缩短为 9~10 小时，而且不再午睡。REM 睡眠随着年龄的增长而逐渐缩短，在整夜睡眠中所占的比例也减少。一般说来，如果孩子白天时，机灵又快活，没有疲惫的样子，多半说明夜间睡眠已足够了。

成年人的睡眠时间平均为 8 小时。男女性别略有差异，男性需 7~9 小时，女性稍长一些，为 9~10 小时。话虽然这样说，男女性睡眠时间的差别实际上还得由主客观条件而定。比如在女性的妊娠期，由于维持妊娠的内分泌激素孕酮大量增加，妊娠女性就会比平时睡得多些。平时女性的睡眠也比男性浅，易被叫醒，所以容易患失眠。到了绝经期，失眠的现象更为突出，成为更年期综合征的一大特点。成年人夜间睡眠结构也有相应的变化，REM 睡眠的总的时间比青春期继续减少，出现的周期也减少，一般只占全部夜间睡眠时间的 1/6 左右。

人们总认为老年人只需要少一点的睡眠时间就够了，这种看法并不完全正确。的确，老年人 NREM 第Ⅲ和第Ⅳ期明显减少，有时甚至没有 NREM 第Ⅲ期和第Ⅳ期，只有第Ⅰ期和第Ⅱ期，而且凌晨易早醒，每夜总睡眠时间只有 5~6 个小时。但这不说明老年人只需要较少的睡眠时间，因为 24 小时睡眠脑电图检查发现老年人常在白天有浅睡，也许他们是以这种方式来补充夜间睡眠的不足。我们经常会发现，正在读报、看电视、听音乐的老人逐渐低下了头，闭上了眼睛，有时甚至轻轻地打鼾，流口水，这就是老年人的浅睡，他们正在弥补夜间睡眠的不足。

总之，人的一生睡眠是绝对必需的，但睡眠的时间、结构和内容却随着年龄的增长而有相当复杂的变化。

 10. 梦是怎么回事？

不管是美妙的梦，还是噩梦频频，梦始终包绕着一层神秘的色彩。尽管科学家对梦已经做过不少的研究，可是迄今为止，谁也无法把梦的本质说清楚。

做梦自然和睡眠紧密地联结在一起，没有睡眠，便谈不上梦。也许有人会说，不是有一种白日梦吗？其实所谓白日梦，要么是白天真正睡着了做梦，要么只是一种幻想，更何况有些白日梦是精神病的一种表现，不能看作正常现象。所以谈梦，就不可避免地要谈睡眠。

睡眠的哪些阶段会做梦？根据睡眠多导仪检查结果，NREM 第Ⅳ期和 REM 睡眠期都会做梦，可是两种时相中做梦的情况不同，在 NREM 第Ⅳ期做的常常是噩梦，如从高空中摔下来，掉进海里差一点淹死等，有时随着做梦，还会出现一些活动，如突然起床、穿好衣服出门、找厕所排尿、坐在床上大叫大嚷等，如果在发作时被人叫醒，他完全不能回忆梦境和活动。医师把这种情况诊断为梦游症或睡行症。在 REM 睡眠期几乎眼球一有快速来回活动便在做梦，而且梦境生动、鲜明，当然不一定有逻辑性，时空观念也会颠倒、错乱。如果在 REM 睡眠时叫醒做梦的人，他可以较完整地回忆梦境，有时甚至复述得栩栩如生。不过回忆梦境的清晰度取决于醒来的过程是快还是慢，快醒的人回忆梦境常常是清晰的，慢醒的人则多半模模糊糊。有些人一躺下就做梦，而且清楚地记得梦境，甚至半夜里醒转再睡，梦境还会继续下去，就像分段播出的电视连续剧一样。

梦境并非只有黑白灰色，许多人都能确切地记得自己曾经拥有过的华丽、鲜艳、色彩绚丽的梦，和彩色电影完全一样。实际上就是从出生就看不到物体和色彩的盲人，也会做彩色的梦，虽然不是像有视力的人一样看到具体的形象和颜色，但是他们也可以感受到事物的概念和颜色。用多导睡眠仪记录和观察盲人的睡眠情况，发现盲人的梦丝毫不少于正常健康人。

11. 外界事物能不能进入梦中？

可以从我们自身的体验来回答这个问题。有时我们可能梦见自身在冰天雪地中长途跋涉而找不到一个庇护所，正感到身心俱寒，难以为继时，突然醒来发现蹬掉了被子，浑身赤裸地暴露在寒冷的房间里。这个例子说明了外部刺激确实能影响我们的梦。做梦可能受我们入睡之前那一段清醒时间内所遇到的事件的影响最大，不过梦境不会是那段清醒时间所经历事件的简单重复，而是经过改变的，糅合着自己思想和情绪的意境。

可能有人会说："我做的梦白天根本没有想到过，我梦见的人从来都没有见过，梦到的地方也从来没有到过，你怎么来解释呢？"是的，这就是梦的神秘所在，这里充满了玄机，也为"圆梦者"的存在提供了背景。不少人认为梦中的凶吉有预示性，如梦中从高山上摔下来，就预示你将从现在的高位上被撤职，情况是否如此？答案当然是否定的，因为绝大多数的情况并非如此，纵然有个别例子相符合，那也只是一个巧合而已。人们常常把一些偶然的巧合看作是必然的联系，赋予梦的预见性，实际上是本身犯了逻辑推理的错误。

那么现代心理分析之父弗洛伊德的名著《梦的解析》是不是无稽之谈呢？凡是看过这本著作的人都知道，弗洛伊德对梦的看法是基于潜意识学说，他认为潜意识中的内容经过"化装""伪装""改头换面"等手法骗过了"内心监测者"的审查，然后浮现到梦中，因此，通过对梦的阐释，剥掉包围在梦外面伪装的外壳，就能了解潜意识的内容。可是潜意识的内容又是从何而来呢？按他的说法是童年经历的凝缩、提炼而形成的情结，所以，并不是空穴来风和空中楼阁，而有其一定的现实根据，只是人们早就遗忘了，唯有在梦中重新浮现出来。当然弗洛伊德对梦的分析最终归结为性本能，这点就是在欧美等国也并不一致赞同。从最近的趋势来看，心理分析疗法普遍有走下坡路的现象。

12. 睡眠疾病包括哪些？

说起睡眠疾病，好像没有多少可谈的，不就是睡不着呗！但这是一种误解，睡眠疾病包括的内容可真不少。失眠，睡不着是最主要的疾病，可睡得太多算不算病？睡眠时突然起床叫嚷，或是到处乱走算不算病？当然也算！所以睡眠疾病可以分成三大类：一类是睡得太少，失眠；一类是睡得太多，嗜睡；另一类是睡眠中出现异常行动，称异常睡眠。2001 年由中华医学会精神科分会制订通过的《中国精神障碍分类和诊断标准》（第 3 版）（CCMD-3）中有"非器质性睡眠与觉醒障碍"一节，这是国内现行的、比较权威的分类和诊断标准，现节录如下。

（1）失眠症：该症是一种以失眠为主的睡眠质量不满意状况，其他症状均继发于失眠，包括难以入睡、睡眠不深、易醒、多梦、早醒、醒后不易再睡、醒后不适感、疲乏，或白天困倦。失眠可引起病人焦虑、抑郁，或恐惧心理，并导致精神活动效率下降，妨碍社会功能。

（2）嗜睡症：白天睡眠过多，不是由于睡眠不足、药物、酒精、躯体疾病所致，也不是某种精神障碍（如神经衰弱、抑郁症）症状的一部分。

（3）睡眠-觉醒节律障碍：指睡眠-觉醒节律与所要求的（即与病人所在环境的社会要求和大多数人遵循的节律）不符，导致对睡眠质量的持续不满状况，病人对此有忧虑或恐惧心理，并引起精神活动效率下降，妨碍社会功能。

（4）睡行症：过去称为梦游症。该症是指睡眠过程中尚未清醒而起床在室内或户外行走，或做一些简单活动的睡眠和清醒的混合状态。一般不说话，询问也不回答，多能自动回到床上继续睡觉。通常出现在睡眠的前三分之一段的深睡期，不论是即刻苏醒或次晨醒来均不能回忆。多见于儿童少年。

（5）夜惊：指一种常见于幼儿的睡眠障碍，主要为睡眠中突然惊叫、哭喊，伴有惊恐表情和动作，以及心率增快、呼吸急促、出汗、瞳孔扩大等自主神经兴奋症状。通常在夜间睡眠后较短时间内发作，每次发作约持续1~10分钟。发作后对发作时的体验完全遗忘。

（6）梦魇：在睡眠中被噩梦突然惊醒，对梦境中的恐怖内容能清晰回忆，并心有余悸。通常在夜间睡眠的后期发作。

下面我们会逐步介绍一些这类睡眠疾病的特点和治疗方法。

13. 整天都想睡觉是怎么回事？

谈到失眠，人人都懂，但也有一部分人总想睡觉，而且可以一天到晚地睡，可就是睡眠中做梦极多，这算不算是病呢？

多睡和失眠一样，在医学上也认为是病态。因为人应当除了睡觉之外都保持清醒，否则一天到晚迷迷糊糊，昏昏沉沉，什么事也都做不成了。当然多睡也有许多不同的原因，如果属于一段时间内睡眠剥夺，即强制人不许睡觉，那么当睡眠剥夺中止后，人会感到格外疲劳，整天渴睡，这是一种睡眠的补偿，不能算疾病。我们所说的多睡是指有少数病人在任何条件、任何情况下都抑制不住地渴睡，如爬梯子时、游泳时、走路时、驾驶时、吃饭时等，由于情景和场所不同，这种睡眠会造成别人和自己的伤害，但病人我行我素，照睡不误。这种多睡在医学上称为发作性睡病。

发作性睡病多半在青少年起病，男孩较多些。有些病人有遗传病史，现在也确实发现病人有不正常的基因。不过脑炎、脑膜炎、头部外伤、脑瘤等病有时也可引起发作性睡病。最典型的发作性睡病是指不可控制和不可抗拒的睡眠，在什么情况下都可发生，睡眠时间长短不一，最短 5～10 分钟，最长几小时，看有没有人叫醒病人而定，这种睡眠常常伴有做梦。别看白天病人常常大睡，到了夜晚，睡眠却很不理想，入睡快，易醒转，做梦多，常吓醒，所以夜睡很片断、凌乱，质量不高。与发作性睡病有关的症状还有猝倒症、入睡时幻觉和睡眠麻痹。发作性睡病患者入睡后首先出现的是 REM 睡眠而不是 NREM Ⅰ→Ⅳ期，这种睡眠周期的颠倒、不正常是发作性睡病的特征。

14. 什么是睡眠-觉醒节律障碍？

睡眠-觉醒节律障碍指睡眠-觉醒节律与常规不符而引起的睡眠紊乱，也是一种睡眠疾病。它不是由器质性疾病引起的，也不是精神疾病。患者的睡眠-觉醒形式与特定社会中的正常情况或同一文化环境中为大多数人认可的睡眠-觉醒节律不同步，也就是说在主要的睡眠时间失眠，在应该清醒时嗜睡。它会影响正常人的生活、学习和工作，因此，需要咨询专科医生进行治疗，可以在医生的指导下服用少量药物调整夜间睡眠，同时养成良好的生活、睡眠习惯。

15. 梦游是怎么回事？

梦游是一种睡眠疾病，绝大多数发生在儿童期，是睡眠中的自动动作，在梦游时孩子的意识并不清醒，可是手脚还能自动活动，所以能够下床、行走、排尿等，但不能回忆起这些举动。梦游多半发生在 NREM 的Ⅲ期、Ⅳ期，即深睡期，一般来说很少做梦，就是说做梦的也只是十分短暂的、片断的梦境，如追一样东西、想上厕所等，不系统，很凌乱。如有的孩子睡眠中在靴子里撒尿，有的孩子爬到窗台上想往外跳，有的孩子被东西绊倒后头部受了外伤，如果叫醒孩子，他并不能回忆起来，或者只告诉你，他在做一个梦。

家长对儿童的梦游经常怀有恐惧心理，不知道孩子得了什么大病。实际上需要慎重对待的是，梦游是癫痫的一种表现形式：神游症，两者虽然名称相似，但神游在白天也可发作，而且可以持续相当长的时间：几天到几月。脑电图检查可发现神游的儿童有癫痫波－棘波或尖波，而梦游儿童是高波幅的大慢波，两者完全不同。如果确诊为梦游之后，家长可放下心来，因为梦游绝大多数发生在儿童期，到成人阶段会自己痊愈，不治疗也会好。至于发生在成人的梦游是相当少见的，如果成人有梦游，要考虑神经症或精神病，就应当请精神科医师诊治了。

16. 夜惊是怎么回事？

夜惊多见于儿童，往往在入睡后 15~30 分钟出现。儿童在睡眠中突然哭喊、惊叫，两眼紧闭或瞪目直视，从床上坐起，个别的跳到地上，表情紧张、恐惧。意识并不清楚，往往在家长弄醒后表现茫然，不知道发生了什么事，说明事后并不能回忆，有些儿童则称做了一个梦似的，梦境较恐怖，但大多数儿童说不出什么梦境。经检查可以发现夜惊发生在 NREM 第Ⅳ期，突然转成清醒状态脑电图，但此时儿童并未完全清醒过来，表现为强烈的情感反应：恐怖、不安、焦虑等。有些学者认为，夜惊属于从睡眠到清醒过程的障碍，即清醒不完全。夜惊也可以说是儿童神经系统发育尚未完全成熟的表现，所以到成人期一般都能消失，不一定要服药治疗。晚间睡眠前不宜观看恐怖电影、电视或书籍，对儿童大有好处，可能会预防夜惊发作。夜惊的诊断不难，关键是要和癫痫发作相区别，60%以上癫痫病人都以全身抽动为主要表现，伴有咬舌、尿便失禁等，夜惊不会有这种症状。最可靠的检查是脑电图，癫痫在脑电图上有特征性的棘波或尖波，夜惊则没有。

 ## 17. 梦魇是怎么回事？

有一些病人睡到半夜在将醒未醒之际或是刚刚入睡在将睡未睡之际，突然感到四肢完全不能动弹，也发不出声音，可是头脑却十分清醒，过数十秒钟后才好转。医学上把这种症状称为梦魇，也称为睡眠麻痹症，也就是民间俗称的"鬼压床"，属于睡眠障碍的一种。梦魇现象根据仪器检查来看，多半发生在 REM 睡眠期，在病人入睡后，经历了 NREM 睡眠各期，到了 REM 睡眠期，就发生了许多梦境，有的梦境恐怖而刺激，形象栩栩如生，病人会从梦境中惊醒过来，当时意识已基本上清醒，但管理四肢活动的功能还没有完全恢复，所以尽管心里明白却指挥不了四肢的动作。实际上只要有人在身边猛击一下床板或大喊一声名字，症状就会立刻好转，一切都恢复正常，如果让病人谈谈当时的情况，他会很清晰地描述做梦的情景。儿童或成人都有梦魇发作的可能。根据医师观察，有强烈的精神创伤者、有精神心理障碍者、有内脏疾病者、缺觉多日而引起 REM 睡眠反跳者都容易发生梦魇。通常不必治疗，因为发作会自行停止。只有在一段时间内经常出现梦魇者，才需要服药治疗。

 ## 18. 噩梦是怎么回事？

噩梦一般持续的时间比较长，情节比较复杂恐怖，会将人惊醒，而梦中的情节在人醒来后也会历历在目，因为人们通常是在 REM 睡眠阶段被惊醒。那么是什么导致了噩梦呢？研究表明，人们生活中的一些压力、负担、心事、惊恐、创伤都会产生噩梦。但更多时候，噩梦是由积聚在内心中的情感负担造成的。虽然噩梦和梦游、夜惊一样是一种不可避免的自然现象，但是以下的小技巧可以帮助缓解噩梦带来的恐惧。①晚上睡觉前，让身体平静下来，暗示自己将精力全部集中到梦境中，做梦时努力让自己看清梦中的物体，记住梦中场景的每个细节，体会它们有多么不真实和玄幻，这样可以使我们的梦境更加清晰。②尽量将梦境延长，超过平时醒来的时间。在梦中时刻告诉自己这是梦境。③噩梦开始以后，学会和恐惧对话，将噩梦的场景想象成美好的场面，当一切景象转变之后，离开自己的梦，噩梦将不再出现。

19. 打鼾对健康有影响吗？

人为什么会打鼾呢？我们知道任何发音都需要通过口腔、鼻腔和咽腔中各种肌肉的活动，当气流通过各种肌肉形成的形状各异的腔隙时才会出声。我们在讲话时靠气流冲击喉部的声带（两块小肌肉）中间的空隙发音，然后由唇、舌、颊、腭部肌肉搭配形成各种形状的空腔，使声音通过时发出不同的声母和韵母，才组成语言。人在睡眠中唇、舌、颊、腭部肌肉不可能随意搭配形成各种空腔了，但始终留出一个大的通道——嗓子（咽部），如果这个通道变窄了、变成缝隙了，那么气流通过时就会发出声音来，这就是打鼾。

打鼾是睡眠中经常出现的现象。有调查表明，睡觉打鼾的人约占总人数的30%。很多人认为打鼾没什么大不了，甚至觉得打鼾是睡得香的表现。其实，打鼾并不利于健康。有研究表明，人在打鼾时，上呼吸道不通畅导致打鼾的人经常被自己的这种行为憋醒。打鼾时，呼吸道比较狭窄，阻力增加，这样对于打鼾者来说，他们夜间的睡眠呼吸是很困难的。此外，打鼾还是高血压、心脑血管疾病的源头之一。肥胖症、鼻炎、咽炎、扁桃体炎是打鼾的主要原因。对于治疗打鼾的措施，患者可以先进行睡眠呼吸监测，监测睡眠呼吸的主要部位；其次配合手术，如果是因为鼻腔狭窄就可以做鼻腔加宽手术。

20. 日常生活中为了防止打鼾，应该注意什么？

除了手术治疗之外，我们日常生活中可以注意以下几点：

（1）加强体育锻炼。

（2）枕头高度适中，不宜过高。

（3）不要仰睡。

（4）睡前忌饮酒，服用安眠药。

（5）治疗引起打鼾的原发疾病。

21. 什么是睡眠呼吸暂停综合证？

睡眠时由于吸气，软腭组织关闭，呼吸道阻塞，患者产生呼吸困难，因而产生呼吸停止超过 10 秒，这就是呼吸暂停的形成过程。呼吸暂停时，血液中的氧含量急剧减少，致使身体严重缺氧，而如果这种情况频繁发生，那么就可以诊断为睡眠呼吸暂停综合征了。也就是说随着病人呼吸的暂停，血里的氧气就不够了，形成一个短时间的缺氧状态，幸亏身体有自我调整的本领，能够很快恢复呼吸，所以不会持久缺氧。

患了睡眠呼吸暂停综合征的病人会有什么症状呢？首先，我们都知道脑细胞对缺氧是很敏感的，一个人每天夜里反反复复地缺氧肯定会影响脑细胞的功能，所以这种病人的记忆力会减退。其次，在慢性反复缺氧的情况下，心血管的功能也会发生变化，不少病人合并高血压、冠心病。再次，消化系统的功能也会紊乱，如胃肠功能失调、胃动力减退很常见。最后，影响人的情绪，病人常常发脾气、易激动，控制自己情绪的能力大大降低。建议较肥胖、长期打鼾的人有条件时能够做一次睡眠检查，如果发现有睡眠呼吸暂停综合征时立刻开展适当的治疗，现在治疗方法很多，内外科都有，效果也很理想。

22. 为什么睡眠呼吸暂停综合证会造成记忆力减退？

睡眠呼吸暂停综合征是指人们在睡眠中呼吸停止一小会儿，但每晚可以停止许多次，同时出现血中氧气不够的现象。一般有这种病情的人以男性居多，肥胖者居多，绝大多数的人都打鼾，而且打鼾响亮，打了十多年以上。病人自己并不觉得有哪些异常，只是夜间睡觉时打鼾惹人讨厌而已。但是仔细询问病人有没有高血压、冠心病、糖尿病、胃肠不舒服、头痛、头晕、头胀等症状，很多病人都回答有。这是什么原因呢？分析起来并不奇怪。因为睡眠呼吸暂停综合征的病人在呼吸暂停时血中氧气的饱和度就下降，正常人血中氧气的饱和度应当在95%以上，病人会降到80%以下甚至更低。在医学上称为缺氧，当然这种缺氧是长期的、慢性的。在慢性缺氧时，人体会出现一系列变化，如心血管的张力变化，血管痉挛、收缩，胃肠道蠕动减慢，分泌液减少等。至于中枢神经系统影响就更大了，因为脑细胞本身没有生产氧气和葡萄糖的能力，也没有储存氧气和葡萄糖的能力，所有的氧气和葡萄糖全靠血液循环来供应，如果血中氧气不够了，脑细胞也就缺氧了。脑细胞缺氧的后果首先表现在打哈欠，头昏脑涨，想睡觉，时间久了，注意力不容易集中，记忆力也逐步减退，更严重的当然会影响智力。所以睡眠呼吸暂停综合征肯定会影响记忆力。

我们曾经对睡眠呼吸暂停综合征的病人做过观察，用标准化的记忆测验表格来检测病人，结果发现所有的病人记忆力都明显差于正常人，可是在日常生活中病人都没有什么不正常的感觉。我们还对这些病人进行给氧治疗，每晚间断地吸点氧气，经过3个月后再复查记忆量表就有显著进步，说明确实和缺氧有关系。较肥胖的晚上打鼾的中年人应注意一下记忆力是否有减退，如果有，不妨进行睡眠检查，看看自己是否患睡眠呼吸暂停综合征，如果患病需进行适当的治疗。

23. 有人在大笑或大哭时突然摔倒是怎么回事？

当一个人在很高兴时大笑或极伤感时大哭的情况下突然摔倒，全身发软，但心里很明白，过了 3~5 秒钟就好了，当然这种情况会反复发生。医学上将这种情况称为猝倒症，是一种比较少见的病症。

猝倒症通常不是单独存在的，它经常和发作性睡病相伴而行，以致成为发作性睡病的一个症状。据统计：发作性睡病的病人有 40% 合并猝倒症，有 25% 合并入睡时幻觉，有 10% 合并睡眠麻痹，如果四种情况都存在，称为发作性睡病的四联征。猝倒症的表现如上面描述的那样，虽然病人心里明白，但控制不住自己，在大笑或大哭时会突然倒下去。现在认为猝倒症的原因是由于情绪强烈释放后，全身肌肉张力短时间消失，结果人体无法支撑体重而倒下，但很快就能恢复。

无论是发作性睡病还是猝倒症等，都属于睡眠病的一种，最典型的特征是睡眠检查时一开始就出现 REM 睡眠，而不像正常人那样，出现 NREM 睡眠 I 期，然后逐步深入到 II 期、III 期、IV 期，再转为 REM 睡眠。病人睡眠正常结构出现紊乱。而 REM 睡眠与梦境关系很密切，如果尚未熟睡或尚未完全醒转的时候，就会出现一些类似梦境的感觉。

24. 睡眠中感觉腿跳动是怎么回事？

在睡觉时感觉腿在跳动，甚至影响睡眠的情况称为睡眠中周期性动作，或夜间肌阵挛，表现为睡眠中反复发生下肢肌肉收缩。

夜间肌阵挛可发生于任何年龄。婴幼儿在睡眠中肌肉跳动的机会很多，这是因为婴幼儿的神经细胞发育还不够成熟，对肢体的控制不能随心所欲，所以容易出现肢体肌肉的兴奋性跳动，一般不需要治疗，等到神经细胞发育成熟后就能好转。儿童也经常有类似的肢体跳动，特别是做梦较多或白天过度兴奋的孩子更容易发生。成人发生夜间肌阵挛的机会较少，只有在做梦频繁的情况下才可能出现。老年人发生此病的概率比成人多，有时和不宁腿综合征、椎管狭窄、下肢动脉硬化等病合并存在，使诊断复杂化。男性发生夜间肌阵挛的情况要多于女性。夜间肌阵挛的原因不明，婴幼儿和儿童期可能与脑神经细胞发育不够成熟有关，有些病人有遗传史，家族中有类似的病人。治疗上没有特效方法，用镇静药物可能暂时有效，但不宜长期服用。

25. 什么是不宁腿综合征？

不宁腿综合征是指小腿深部于休息时出现难以忍受的不适，运动、按摩可暂时缓解的一种综合征。有些中老年人在上床睡觉后就感到两条腿不舒服，这种不舒服的感觉使中老年人无法入睡，只能下地活动，活动后会好转，但再躺在床上又不舒服起来，逼得病人每天晚上总得起床 5~6 次之多，直到精疲力尽才迷迷糊糊地睡着，到次日醒来一切都正常，这种情况就是不宁腿综合征。而那种不舒服的感觉有人说是胀感，有人说是肿感，也有人说是酸麻、火烧、发热、发凉、发沉等，但并不是疼痛。

不宁腿综合征的病因并不清楚。有人认为可能是中老年人容易有下肢动脉硬化，血管变细，血流不太通畅，但是为什么休息时发病，活动后反而好转？这和一般的血管病不相符。另外有人认为中老年人容易患骨质增生、椎间盘突出，如果腰骶部骨质增生和椎间盘突出，会造成腰骶部的椎管狭窄，影响局部的血液循环，也可以压迫神经，造成上述症状。不过并非每一位不宁腿综合征的病人都有腰骶部椎管狭窄，所以椎管狭窄只是少部分病人的原因。还有人认为不宁腿综合征属于精神心理因素，如中老年人受到精神刺激，心境不舒畅，有些焦虑或抑郁反应，先有失眠，时间久了才发生不宁腿综合征的症状。总之，到现在为止，这个病的原因尚不清楚。

不宁腿综合征的治疗比较困难。用镇静催眠药对一部分病人有效，主要是帮助尽快入睡，减轻入睡前的各种不适感，但不能根本解决问题。适当增加下肢的活动量，睡前用热水洗脚，或有条件时可做理疗也会有一定帮助。

二

为什么会失眠

26. 什么是生物钟?

长期以来人们形成了一套适应环境的规律，何时醒转、何时起床、何时工作、何时休息、何时睡眠都是相对固定的。神经系统、内分泌系统、免疫系统以及其他的内脏器官进行协调和控制，形成一种节律性生命活动规律，使人体能适应地球自转产生的昼夜更替的变化，医学上称为生物钟。生物钟究竟是什么现在还不清楚，但科学家发现和太阳的升起、下落有很大的关系，使人体适应太阳出没的物质是褪黑激素，这是松果体分泌的物质之一，它可以促进睡眠，和白昼与黑夜的节律相适应是它的主要功能，褪黑激素白天分泌受抑制，晚上分泌活跃。

27. "时差"会引起失眠吗?

所谓"时差"就是原来相对稳定的生物钟被打乱了，如原来该活动的时间现在却要睡觉，而原来该睡觉的时间却要上班，这样失眠就不可避免了。适应能力强的人在1~2天就能重新建立新的生活节奏，把生物钟调整好，以适应新的生活环境。可怜的是有些适应能力差的人，也许要调整十来天，甚至一个月才能重新建立新的生活节奏，这段时间对他们来讲简直是灾难性的。他们白天昏昏沉沉，头脑不清醒，工作效率低下，可是到晚上，却精神陡长，头脑清醒，不能入睡。要克服时差给人体带来的影响，就需要预先做好准备。如坐上飞机就要开始适应目的地的生活作息制度，在飞机上尽量设法入睡，也可以服用一些超短效的催眠药等，以免到了目的地后不适应。

28. 人体内有没有一个"唤醒"系统？

我们不少人在日常生活中都有过这样的经历：平时生活较有规律，每天晚上几点钟睡觉，第二天几点钟起床，时间一长根本不用上闹钟，到第二天就会准时起来。如果头天有事晚上稍微晚点睡觉，可是到第二天早上还是会按平时起床的时间醒来，比上闹钟还准。如果第二天早上要赶火车、飞机或是外出旅游，不用上闹钟也会提前醒来，这种类似闹钟的"唤醒"系统是天生的吗？有没有科学依据呢？

德国科学家对 15 名年龄 25 岁的志愿受试者做了 3 个晚上的睡眠试验。在其中两个晚上，志愿者在睡觉前被告知第二天将在早上 9 点钟起床，可是研究人员却"突然袭击"提前 3 小时把他们叫醒，测血中激素含量，发现含量增多并持续了 15 分钟。到第 3 个晚上，志愿者在睡觉时被告知第二天是早上 6 点钟起床，结果血中激素含量在早上 5 点钟就已经增多了。这个结果说明这种激素和人的紧张有关，激素在人醒来之前显著增多，表明人在睡眠过程中都对早上醒来这一事件具有"警觉"意识，这种"警觉"意识使人产生紧张感，这很可能是人能准点起床的原因。现在已经查明，这种激素属肾上腺皮质激素。

过去的研究一直认为，人的清醒和睡眠周期是依靠生物钟来调节的，生物钟和褪黑激素可能有密切关系。目前这项研究表明，人体内可能还存在另一套可以根据环境变化而调整时间的"唤醒"系统。人在睡眠中大脑的某一部分很可能仍保留意识，这一部位正是控制"唤醒"系统的关键所在。如果能进一步研究清楚大脑的活动是如何影响肾上腺皮质激素分泌的，将来就可能为治疗一些睡眠病，或为"三班倒"工作没有规律的人员调整睡眠研究出新的治疗方法。

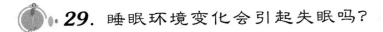

29. 睡眠环境变化会引起失眠吗？

双休日找一个山明水秀、景色宜人的旅游景点去放松一下是现代都市人的向往，可是有些人到了夜晚，尽管夜阑人静，无车响人声，也无灯光噪声，却了无睡意，躺了 2~3 个小时，头脑反而越来越清醒，岂非咄咄怪事！

其实说怪也并不怪，因为居住环境对人们的睡眠实在是太重要了。一个人总是习惯于自己熟悉的睡眠环境，在熟悉的环境里，身体的触觉、嗅觉、听觉、视觉等感觉都恰到好处，毫无隔阂，因而躺在床上很快就能入睡。如果睡眠环境变化了，任何部分的感觉不适应了都会造成失眠。

这种例子可以说是不胜枚举，比如在家里哪怕附近有铁道，夜间频频驶过的火车隆隆声，甚至鸣叫的汽笛声，都不会把人吵醒；可是当你睡在宾馆里，就是卫生间水管中漏水的滴答声、空调的咝咝声、暖壶里发出的小噪声都会使你焦虑不安，难以入睡。这是听觉不适应的例子。触觉的不适应也很突出，在家里，床不论是软是硬，枕头芯不管是羽绒的还是荞麦皮的，被子可以是厚是薄，都不会影响入睡。可是在宾馆里，尽管枕头十分柔软，床整洁平滑，毛毯细软轻柔，睡在床上总觉得不是太冷就是太热，不是太软就是太硬，不是太薄就是太厚，这种触觉和家里的全然不同，结果就造成了失眠。

当然这种现象只发生在很少一部分人身上。年龄偏大的、神经不太稳定的、平时比较容易兴奋的人应加以注意。

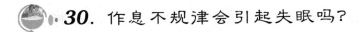

30. 作息不规律会引起失眠吗？

经常变动的作息时间确实会引起失眠。像护士、医师、纺织工人、化工厂工人、炼钢工人、演员、导演、飞机驾驶员、空乘人员、记者、编辑等因工作需要而作息不规律的工作人员中都不乏失眠的病人。究竟是什么原因造成失眠的呢？"生物钟"的紊乱无疑是主要原因。所谓"生物钟"是松果体分泌的褪黑激素使人体为了适应太阳出没而形成的生物节律，其中最突出的表现是"日出而作，日没而息"，也就是太阳升起时，褪黑激素分泌受抑制，而褪黑激素有诱导睡眠的作用，因此人体在褪黑激素分泌减少后会开始兴奋，适应工作的需要；而当太阳落山时，褪黑激素分泌旺盛，精神状态开始受到抑制，以适应休息或睡眠的需要。"三班倒"或上夜班或长期熬夜等可使这些人的生物节律违背了正常的规律，久而久之，"生物钟"紊乱，就产生了失眠。可见长期的作息不规律确实对睡眠有不利的影响。

31. 头痛是怎样影响睡眠的？

头痛是个常见症状，而不是一种病。可以说90%的人在一生中都曾经体验过头痛。头痛和失眠的关系很密切，我们可以用 3 种头痛的具体表现来看看是如何影响睡眠的。

第一种是神经性头痛，在国外称为紧张性头痛，原因可能是头顶部、颈部、颞部肌肉过分收缩或痉挛，或是工作过度疲劳，或是心情压抑所致。病人几乎每天都觉得头部发沉，像有东西压在上面或是头顶被东西箍着，痛并不很严重可是使人感到不舒服，昏昏沉沉，"头脑不清醒"。通常不会引起恶心、呕吐。头痛总是在下午加重，到晚间又减轻些，可是精神却相对兴奋。病人往往有焦虑情绪，所以入睡困难十分常见。这种情况过去经常被诊断为神经衰弱。

第二种是偏头痛，这种头痛常见于年轻女性，是一种阵发性、发作性的头痛。病人在头痛前可以出现视力先兆，如眼前冒金星、出现水波纹或城垛状图像等，过20～30分钟后就出现剧烈头痛，视觉先兆却消失了。头痛可位于一侧或两侧，从眼眶、太阳穴一直延伸到整个头部，很剧烈，像火烧、像刀割、像血管跳动，同时怕光线，怕人声，最严重时可出现恶心呕吐。每次发作持续4小时左右，最长可达2~3天。发作间隔时间不等，有的人1个月发作1次，有的人2~3个月发作1次，但也有每星期发作的。有先兆的偏头痛称为先兆型偏头痛，没有视力先兆的称为无先兆型或普通型偏头痛。在偏头痛发作时睡眠非常困难，常常失眠，有的病人用安眠药睡一觉，头痛可以消失，所以偏头痛和失眠关系密切。

第三种称为<u>丛集性头痛</u>，以壮年男性为多见。这种头痛常常在春秋季发作，而且每年发作的时间相对固定，如每年10月份的第2周或3月份的第3周等。发作都在半夜，一侧头痛为主，痛得用头撞墙、抱头下地乱走，但剧痛1~2小时后会突然消失。这样的发作当然使人无法入睡，尽管每次发作只有10天左右，但也足以影响睡眠了。

32. 关节痛为什么会引起失眠？

关节痛也是一种常见症状，有不少原因会引起关节痛，主要包括类风湿关节炎、痛风、骨关节炎等，下面我们逐一分析它们是如何影响睡眠的。

（1）类风湿关节炎属于自身免疫性疾病，以小关节内滑膜囊发炎为主要特征，病人常常诉说双手指关节肿胀、疼痛、伸屈不灵活，或者以脊梁骨疼痛、发僵来看病。女性比男性容易得类风湿关节炎。如果不及时治疗，小关节会逐渐变形、强直，甚至导致残废。这种关节痛常在夜间睡眠时加重，所以严重影响睡眠。

（2）痛风属于代谢障碍性疾病，是血中尿酸含量过高所致。尿酸会沉淀在关节上，引起急性痛风性关节炎，也可成为痛风石沉积在骨头突起部位，慢性关节炎还会使关节畸形。痛风性关节炎往往在夜间发作，关节红肿发热，疼痛难忍，病人不敢活动，翻身、下地、行动都很困难，睡眠严重受影响，因而会造成失眠。

（3）年龄较大的人常常有骨关节炎，最常见的是发生在颈部的颈椎病，在颈椎 X 线片上可见椎体前后缘有骨质增生，有时形成骨刺，如果压迫椎间孔内的神经根，可出现上肢串痛、麻木，晨起时双手麻胀，颈部也有僵硬感。发生在腰部的称为腰椎增生性关节炎，这种骨质增生的后果是腰部疼痛，有时串到臀部或下肢，早晨起床时加重，但多做活动后逐渐减轻。骨关节炎的关节痛在夜间睡眠时加重，使病人翻身、起床都困难，也使睡眠质量下降。

 ## 33. 脑血管病会引起失眠吗？

脑血管病是大家熟知的疾病，它的病因以高血压和脑动脉硬化为主，其他如动脉瘤、脑血管畸形、心脏病、血液病等也能引起一部分脑血管病。脑血管病具有高患病率、高发病率、高致残率和高死亡率的特点。而俗称中风或卒中的脑血管病起病急骤，很快就能造成病人半身不遂、昏迷、尿便失禁或抽搐，有高血压或动脉硬化病史的中老年人最易罹患。曾有统计，每年季节变换时如 3 月份、11 月份，脑血管病的发病率高于其他月份。

脑血管病和睡眠有什么关系呢？有些专家发现，在每夜的 REM 睡眠期，血压会升高，呼吸和心跳会加快，容易发生中风。另外，这些病人体型较肥胖，颈部粗短，口腔内容积小，夜间睡眠打鼾重，不少人合并睡眠呼吸暂停综合征，在夜间睡眠中，呼吸会逐步变浅，直到完全停止，病人也随之憋醒，此时血压和心跳增加，也容易引起中风。

患了脑血管病之后，由于一侧的肌肉无力，包括口腔、咽喉部肌肉能力弱，所以在睡眠时松弛的肌肉遮盖了口腔深部，使原先不打鼾的打起鼾来，原先打鼾的打得更凶，原本的睡眠呼吸暂停综合征也更加严重。这些病人晚间睡眠由于憋气而不断醒转，睡眠质量很差，而白天则显得困倦、疲乏、不断打盹。

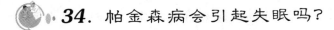

34. 帕金森病会引起失眠吗？

帕金森病是老年人较常见的疾病，50 岁以上人群中的患病率为1%，男性较女性多。其主要的临床表现是：震颤、全身发僵、动作慢和姿势不正常。震颤很特别，两个大拇指来回搓动，在休息时尤其明显，称为搓丸样震颤。走路时双手不摆动，步子很小，人往前倾，不容易起步和停止。典型症状出现后诊断不难，但早期诊断并不容易，因为病人总是诉说行走无力，常常被误诊为脑梗死。帕金森病的病因是中脑内黑色的核团——黑质中多巴胺的含量减少，多巴胺是神经系统中一个重要的神经递质，能使活动增多。多巴胺减少的后果就是活动减少，也就是帕金森病的表现。能引起多巴胺减少的病因很多，脑炎、脑外伤、一氧化碳中毒（煤气中毒）、脑瘤、脑血管病等脑部疾病和遗传都有可能。

那么是什么原因导致帕金森病人睡眠差呢？经睡眠仪检查可以发现帕金森病人 NREM 的 I 期增加，III、IV 期减少，REM 也减少而且持续时间短，所以病人的睡眠很浅，容易醒转。另外一个原因是由于咽喉部的肌肉发僵病人常常打鼾，协调运动异常，因此，软腭、咽弓、悬雍垂、舌根常常把嗓子堵上，发生睡眠呼吸暂停综合征。病人打鼾一段时间后会逐渐憋气，甚至使人憋醒，然后再入睡。这种睡眠的质量不高，病人到次日更觉疲惫不堪。

35. 痴呆病人的睡眠障碍有哪些特点？

能引起痴呆的疾病很多，在这儿不一一列举，我们主要谈谈两种最主要的引起痴呆的疾病，一种是老年性痴呆，也称为阿尔茨海默病，另一种是血管性痴呆，也就是脑血管病造成的痴呆。

阿尔茨海默病是由德国医师阿尔茨海默于 1906 年首先描述的，故以他的名字命名。尽管对阿尔茨海默病的研究极多，但病因还未搞清楚，只知道老年病人的脑中老年斑和神经元纤维缠结大量增多，神经细胞死亡，因而脑萎缩严重。阿尔茨海默病并不少见，据国外统计，60 岁以上的人群中有 10% 会患病，而超过 80 岁的人群可多达 20% 以上。据《阿尔茨海默病源性轻度认知障碍诊疗中国专家共识 2021》显示，目前我国 60 岁以上人口中，痴呆患者约 1507 万人，其中阿尔茨海默病患者约 983 万人，这是一个多么庞大的数字！

血管性痴呆是多次发作脑血管病的后果。脑血管病主要因高血压动脉硬化引起，发病很急，常伴有半身不遂和说话不清楚，经过治疗可以逐渐恢复，可是最怕的是反复发作，反复发作的结果是脑部结构遭到破坏，于是便发生痴呆。

不论是阿尔茨海默病还是血管性痴呆都会发生睡眠障碍，特点是睡眠节律的紊乱。这些老年病人昼夜颠倒，白天昏昏欲睡，不论是躺着还是坐着，都能轻轻打鼾、进入梦乡，一到夜间则精神陡增，不肯睡觉、到处乱跑、乱翻东西，有时还大叫大嚷。经睡眠检查发现病人 NREM Ⅰ 期睡眠增加，Ⅲ 期、Ⅳ 期睡眠很少，REM 睡眠出现早，周期和正常睡眠大致相仿。脑电图则显示节律变慢，但和正常老年人的差别并不大。

患痴呆疾病的老年人如果使用安眠药要注意，不能用太强烈的安眠药，否则会造成嗜睡，有时会产生吸入性肺炎，危及生命。

36. 呼吸肌麻痹病人为什么会失眠？

呼吸肌麻痹指呼吸时胸部肌肉不会收缩，结果是新鲜空气吸不进来，废气呼不出去，憋在肺里时间久了，会导致严重的缺氧，甚至昏迷、死亡。

能引起呼吸肌麻痹的疾病有很多，主要属于神经内科的，如各种运动神经元疾病、各种肌病、由恶性肿瘤造成的呼吸肌无力等。这些疾病有的引起肌肉萎缩和无力，有的肌肉并不萎缩但也无力。由于胸部肌肉无力，病人的呼吸就不舒畅，只能靠腹部肌肉收缩来呼吸，就是所谓的腹式呼吸。在呼吸的幅度不够时，病人还会动员颈部肌肉收缩来增加呼吸幅度，形成呼吸窘迫的现象。

当呼吸肌无力时，失眠是十分普遍的症状。原因有以下几点：

（1）呼吸肌麻痹患者怕睡眠中呼吸停止而不敢入睡，时间一久便成了习惯性失眠。

（2）运动神经元疾病会发生肉跳和腿部抽动，也影响睡眠的深度。

（3）重症肌无力和其他肌病可以造成颈部和咽部肌肉无力，吞咽发呛，在睡眠中容易引起咽喉部腔隙变小，导致睡眠呼吸暂停综合征。这些病人入睡之后就打鼾，但维持一段时间后因憋气而醒转，使整夜睡眠不连贯，质量很差。

（4）全身性肌炎会因为肌肉疼痛而入睡困难。

（5）影响颈部和咽喉部肌肉的疾病由于吞咽发呛，会引起唾沫在口腔中积聚，流到咽喉部造成呛咳，使睡眠中断。

（6）呼吸肌无力还会使病人不敢侧卧或俯卧，只能仰卧，时间久了病人会感到疲劳可又不敢翻身，也影响睡眠的深度。

总之，呼吸肌无力的病人会因多种原因而失眠，造成白天困倦、疲乏。为了提高生活质量，对这些病人要设法改善他们的睡眠质量，保证他们的身心健康。

 37. 怎样预防睡眠中癫痫发作？

癫痫是大脑功能紊乱所造成的，最常见的发作形式是全身抽动，所以不少人误以为癫痫等于抽风病，实际上除了全身抽动之外，癫痫还有不少发作形式，如短暂性失神发作、精神运动性发作等，在治疗用药上也不相同。早在公元前就有几位著名的医师指出：癫痫很容易在睡眠中发作，尤其是全身抽动发作。这个论点直到现代还是被认为正确无误，所以在癫痫的诊断步骤中，医师常常会写上"睡眠诱发脑电图检查"的建议，说明做常规清醒脑电图还不够，必须让病人入睡后再做脑电图，这样诊断更加确切。

为什么在睡眠中更容易诊断癫痫呢？我们已经知道睡眠时脑电图可以看出非快速眼动相睡眠（NREM）和快速眼动相睡眠（REM），而癫痫则有特殊的波形，医学上称为棘波和尖波，这些是一种快速而短暂的小波。如果在脑电图上出现棘波或尖波，医师就可以比较有把握地诊断病人患有癫痫了。现在有科学家发现，当癫痫病人入睡后，在 NREM 时常常会出现阵发性活动，中间夹杂着棘波或尖波，特别是在 NREM 的 III 期、IV 期更明显。为什么会出现这种现象？科学家的解释是：癫痫病人在睡眠时丘脑皮层的反馈通路加强而且经常有波动性，所以在脑电图上就表现为阵发性活动，中间夹杂着棘波或尖波。

癫痫患者要养成良好的生活习惯，作息规律，睡眠时间要充足，避免熬夜。

38. 艾滋病病人的睡眠有什么特点？

艾滋病又称为获得性免疫缺陷综合征，是由于机体感染人类免疫缺陷病毒（HIV），亦称艾滋病病毒，而引发的全身性疾病。用英文单词的第一个字母缩写为 AIDS，中文译为艾滋病。患此病的患者全身免疫功能逐渐丧失殆尽，抵挡不住各种病原体的侵袭，可能在短短 1~2 年内就以死亡告终。经过科学家的努力，现已查明 AIDS 的病原体是一种病毒，其传播途径是性接触、母婴传播和血液传播，尤其是非常规性接触如肛交最易传染，因而被列为性传播疾病之一。

20 世纪 90 年代初期就有报告称研究人员为感染人类免疫缺陷病毒（HIV）但没有症状的病人做睡眠检查后发现病人 NREM 的 III 期、

Ⅳ期增多，特别在下半夜更为明显，而 REM 睡眠变成片断化和不规则。所以在疾病早期，病人主要为睡眠多，但清晨醒来并不解乏，头脑昏昏沉沉，整天觉得疲劳无力。在疾病逐渐发展恶化的过程中，有88%的病人出现睡眠障碍，如入睡困难、噩梦频频、半夜醒来不能再入睡等，此时睡眠检查显示睡眠周期紊乱，如 NREM 和 REM 节律不正常，NREM 的Ⅲ期、Ⅳ期减少，而且在慢波中会夹杂 α 波（α 波为清醒状态波形）。因此，临床诉述和睡眠检查的结果很符合。晚期病人常常不能维持睡眠，半夜就醒，多见梦惊，往往在将醒未醒之时大喊大叫，伴有恐惧表情，白天则倦容满面，昏昏欲睡。

目前有些治疗艾滋病的药物，虽然不能根治疾病但能延长患者生命，其中华裔科学家何大一教授的鸡尾酒疗法得到国际社会的一致推崇。可惜有些药物本身也会引起失眠，在治疗时会加重病人的睡眠障碍。

 39. 慢性肝病会引起失眠吗？

能引起肝病的因素很多，在我国肝炎是很常见的疾病。有些肝炎可以逐渐痊愈，但也有一部分迁延不愈，变成慢性肝病，甚至导致肝硬化。在肝硬化阶段，由于肝脏的解毒功能明显减退，以致许多毒性物质在血液中积聚起来产生自体中毒，从而影响脑部，医学上称为肝性脑病。

不论在肝病早期还是晚期都会引起失眠。早期阶段由于刚患病引发的苦恼、焦虑、恐惧等情绪就会使病人失眠、全身疲乏无力、胃口不好，甚至双手颤抖、说话口齿不清等。等肝病发展到晚期，病人就更多趋于嗜睡、疲劳，有时意识不清、答非所问，搞不清时间、地点和人名，计算也很迟钝，严重时病人进入一种不吃、不喝、不动的状态，称为木僵。更严重的就是昏迷了，称为肝昏迷。在肝性脑病时，曾有科学家替病人做过 24 小时多导睡眠仪的检查，发现病人的睡眠觉醒的周期紊乱，不论 NREM 或 REM 都明显减少，睡眠总的潜伏期明显延长，NREM 的 I 期、II 期增多，所以病人会有入睡困难、睡得很浅、睡眠中会经常醒过来的困扰。

肝病病人的睡眠障碍表现形式繁多，治疗有一定的难度。因为大多数药物都要经过肝脏解毒，肝脏损害后解毒功能减退，所以用药要非常小心，以免加重肝脏的损害。一般的原则是：尽量不使用在肝脏代谢的镇静催眠药物或是使用只有少部分在肝脏代谢的药物；用时剂量比常人减少一半或更多；严密观察药物反应；等到病情好转就立刻停用。

40. 肾衰竭会引起失眠吗？

肾功能衰竭多半因为慢性肾病所致，如慢性肾小球肾炎、慢性肾盂肾炎、慢性间质性肾病等。由于肾脏是人体中最重要的排泄器官，肾脏的排泄功能不正常，人体内的有毒物质就会积聚起来，导致自体中毒，一旦影响脑部，后果便十分严重，医学上称为肾性脑病。

在慢性肾功能衰竭时，最早期的睡眠相关的症状是入睡困难和维持睡眠困难，病人往往卧床 1~2 小时仍不能入睡，或是睡着后易醒，醒后不易再入睡，个别病人还会发生腿部不适感，如烧灼感、胀满感、紧箍感，往往起床活动后有缓解。这些都会影响睡眠。此外由于肾脏浓缩尿的功能减退，尿量明显增加，使夜间排尿次数增多，增加起床次数，影响睡眠质量。疾病发展到晚期时，肾脏排泄功能恶化，体内毒素积聚，病人就会感到全身无力、不适、厌食、恶心频频、呕吐、思考能力下降，肌肉会不由自主地跳动、小腿抽筋、四肢麻木、无力等。最严重时病人会从淡漠、苍白、无力逐渐进入昏迷。

慢性肾功能衰竭病人如果做睡眠多导仪检查会发现在睡眠过程中腿部经常有肌肉活动，这种肌肉活动使睡眠变浅。睡眠开始时突然醒转也很常见。NREM 的 III 期、IV 期明显减少，说明睡眠很浅，总的睡眠时间和 REM 也减少。

目前对慢性肾功能衰竭病人可采用腹膜透析或血液透析疗法，使体内毒素排出，症状可以得到缓解，失眠也会好转。治疗后行睡眠多导仪检查显示醒觉时间明显减少，NREM 的 Ⅲ 期、Ⅳ 期增多，连腿部的不自主抽动也有所好转。肾脏移植手术（换肾）是较根本性的治疗，但有许多技术难题克服，而且费用也很昂贵，一般家庭和个人是难以负担的。

 41. 癌症病人会失眠吗？

癌症的种类很多，如常见的肺癌、胃癌、乳腺癌、宫颈癌、甲状腺癌、前列腺癌、食管癌、鼻咽癌等，较少见的肝癌、胰腺癌、绒癌、皮肤癌、口腔癌、血液系统癌等。根据科学家的测查，癌症病人或多或少都有睡眠障碍。而癌症病人的睡眠障碍形式最主要的是失眠，包括入睡困难和维持睡眠困难，也就是说，病人常卧床 1~2 小时仍睡不着，一旦睡着了也是易醒过来，而且不易再入睡。从睡眠多导仪检查分析，尽管病人诉述失眠，但除了入睡的潜伏期明显延长和 NREM 的 Ⅲ 期、Ⅳ 期减少之外，其他如 NREM 的 Ⅰ 期、Ⅱ 期、REM 睡眠、总睡眠时间变化并不太大。说明睡眠的结构并未被打乱，癌症病人和正常人一样享有比较正常的睡眠模式，可是怎样来解释病人的失眠呢？引起失眠的首要因素可能是波动的情绪。我们都知道，当一个人知道自己患了癌症后，首先，一个反应是恐惧感，认为这是一种"绝症"和"不治之症"，自己"活不了多久"了，这种心理上的打击往往给病人带来严重的抑郁情绪，接着病人会感到苦恼、压抑、绝望，做什么事都没有兴趣，也没有必要，面对亲人，终日以泪洗面、郁郁寡欢等，从而极大地影响睡眠质量。等到第一个反应过去后，就会迫切寻找治疗方法，到处求医求方，哪怕是民间偏方、验方、只要"有效"，千里迢迢寻找，花大把钞票也在所不惜，这就形成了焦虑情绪，也会加重失眠。其次，患者治疗癌症需要多种治疗，包括手术切除治疗、化学药物治疗、放射治疗等，这些治疗都会有相应的不良反应，会引起身体的不适，导致失眠。另外，癌症属于恶性肿瘤性疾病，如果早期没有得到及时有效的治疗，且病情进展较快，患者病变部位可能会出现严重疼痛，也会导致失眠。

所以，癌症病人的失眠是综合因素所致，绝不是单一因素，所以治疗也不能单靠安眠药，而应当采取综合措施。

42. 甲状腺功能亢进会引起失眠吗？

甲状腺功能亢进症简称甲亢，是由于甲状腺合成释放过多的甲状腺激素，造成机体代谢亢进和交感神经兴奋，引起心悸、出汗、进食和便次增多以及体重减轻等症状，可由多种原因引起，但临床上最常见的是毒性弥漫性甲状腺肿，其特点是甲状腺肿大，基础代谢率增高和自主神经系统的功能失调，本节着重描述这类甲亢和睡眠之间的关系。

此类甲亢现在已被认为是一种自身免疫性疾病，多见于年轻女性。由于甲状腺激素不适当地增加，引起身体多种症状，其中突出的是神经精神症状，如容易激动、话多、动作增加、焦虑、紧张、不安、无端怀疑别人、敏感，睡眠方面主要是入睡困难和易醒等。高代谢率的症状也很明显，如怕热、多汗，尤其掌面、足心湿润多汗，食欲亢进但体重却下降，心跳明显加快等。检查时病人双手平伸有细微震颤，伸舌时也有细微震颤，这是很重要的特征。

甲亢在出现典型症状时不难诊断，如果结合甲状腺肿大就更容易判断了，但是早期甲亢有时易被误诊为神经衰弱，因为失眠、怕热、多汗、心悸、体重下降等症状在这两种病中都有可能出现。实验室检查能帮助作出判断，通常以测定血中总甲状腺素（T_4）、总三碘甲状腺原氨酸（T_3）为主，如 T_3、T_4 增高，应考虑为甲亢而不是神经衰弱。

　　对于甲亢的治疗现在已有不少方法。药物治疗以甲基硫氧嘧啶、丙基硫氧嘧啶和他巴唑为主，但要在医师指导下服用。放射性^{131}碘治疗效果可和手术治疗相仿，但计算^{131}碘剂量要精确，否则会造成甲状腺功能减退。手术治疗可以使 90% 以上的患者痊愈，但应当严格掌握适应证。

43. 甲状腺功能减退会引起失眠吗？

　　甲状腺功能减退症简称甲减，由于甲状腺激素缺乏或不足所引起。甲状腺功能减退症一般不会引起失眠，反而可能会有嗜睡的症状。根据发病时年龄不同，甲减可以分成三种类型：发生于胎儿期或新生儿期的，称呆小症（又称克汀病）；发生于儿童期的，称为幼年型甲减；发生于成人期的，称为成人型甲减，严重病人称为黏液性水肿。

　　引起甲减的原因有很多，遗传、自身免疫功能障碍、甲状腺炎、甲状腺手术、不适当的药物等都可能成为甲减的原因。甲状腺激素的功能很广泛，缺乏或不足时对全身各器官都有影响，神经系统最为明显，所以会产生一系列甲减的神经系统症状。甲减时，尤其是成人型的黏液性水肿有时往往被忽视，病人表现为注意力不集中，记忆力减退、全身无力、懒散、行动迟缓、头昏脑涨等，不仔细问病史还真像神经衰弱，但睡眠情况和神经衰弱大不相同，甲减时主要是嗜睡，病人睡眠增加，而且在各种场合都能入睡，睡眠较深，但有时也做梦。此外食欲不好，胃口欠佳，可是体重却有增无减，便秘严重，怕冷，很少出汗。检查时可以发现肢体水肿，按压之不凹陷，皮下脂肪增厚，心跳慢，贫血。怀疑甲减的病人应当查血清的 T_3、T_4 水平，如果水平低下就可以确定诊断。治疗主要是补充甲状腺激素，现在有口服药片很方便。在治疗过程中需注意药物剂量的调整，因为病人适应了甲减的情况，一旦体内甲状腺激素过多就会反过来产生甲亢症状，出现易激惹、爱发脾气、出汗、心跳快、失眠等，所以开始应当用小剂量，逐步加量，使病人逐渐适应，这样才能取得好的效果。"欲速则不达"这句古语在治疗中应牢记。

44. 垂体功能亢进会引起失眠吗?

垂体位于丘脑下部的腹侧，是身体内最重要、最复杂的内分泌腺，可分成两部分，前部称为腺垂体（过去称垂体前叶），后部称为神经垂体（过去称垂体后叶）。腺垂体中有许多分泌细胞，分泌各种激素，其中有一种激素称为生长激素，能促进骨骼、内脏和全身生长，如果分泌过多，就会导致巨人症或肢端肥大症。通常所指的垂体功能亢进多半是生长激素细胞腺瘤或增生所致。

巨人症和肢端肥大症实际上是同一原因两种不同表现，如果发病在青春期前，由于骨骺尚未闭合，受生长激素刺激后，长骨便加速生长，结果病人全身按比例地匀称生长，身材高大魁梧，超过同龄人的身高与体重，男性可达240厘米，女性可达200厘米身高，称为巨人症。如果发病在青春期之后，由于骨骺已闭合，受生长激素刺激后，长骨无法向长度方向发展，便在骨骺端增宽增粗，结果使面容、四肢的正常形态被破坏，内脏器官也异常肥大，称为肢端肥大症。

不论是巨人症还是肢端肥大症，因为体内的生长激素分泌增多，所以在早期病人都显得体力充沛，精神抖擞，干活很有力气，动作也相当灵活。性器官发育也较早且完善，所以性欲亢进。神经系统受影响的结果是活动多，不安静、脾气暴躁，动辄发火、紧张、激动、全身酸痛、睡眠差、经常入睡困难，半夜醒转次数多，不易再入睡、位于双颞部和额部的头痛等。此外病人常有心理障碍，怕别人围观，不愿与人交往，经常独居在屋内，有时产生抑郁情绪，易流泪、哭泣，甚至产生轻生念头，因而更影响睡眠。到了疾病晚期，因生长激素分泌减少而显得萎靡、易疲劳，健忘，往往有自卑感。

对于生长激素腺瘤现在可以通过垂体区 CT 检查和 MRI 检查检出。小的腺瘤通过显微手术切除，效果良好。

45. 垂体功能低下会造成失眠吗？

垂体功能可以亢进，当然也会低下，垂体功能低下可能造成嗜睡，但入睡后睡眠质量不高。常见原因有产后腺垂体坏死和萎缩、垂体区肿瘤的压迫、垂体手术、放疗、外伤、感染炎症等。垂体的代偿能力较强，大约在腺垂体破坏 50% 以上才会出现临床症状，破坏 75% 时，症状才明显，破坏 95% 时，才有严重的症状。

由于垂体分泌的激素对全身各内分泌器官都有作用，所以在垂体功能低下时会出现许多内分泌器官的症状，归纳起来，大致有四组症状：①性腺功能减退，如闭经、乳房萎缩、性欲减退或消失等；②甲状腺功能减退，如怕冷、少汗、水肿、便秘、行动迟缓等；③肾上腺皮质功能减退，如疲乏无力、不思进食、发作性低血糖等；④肿瘤压迫综合征，如偏盲、头痛、呕吐、视力下降等。

但就睡眠而言，在垂体功能减退的情况下多半显得嗜睡、困倦、无力、较少失眠，但入睡后频频做梦、易醒，总体来说睡眠质量不高。如果合并有精神障碍，如抑郁，则也有凌晨早醒的表现，病人常在半夜醒来，不易入睡，有一些轻生想法，自卑感突出，有时自责自罪。因此，及时诊断和治疗至关重要。

诊断垂体功能低下不难，如果血清生长激素和泌乳素水平降低，再加上性腺激素、甲状腺激素、肾上腺皮质激素水平都下降，就可确诊。

治疗主要采用替代疗法，即甲状腺激素、性腺激素、肾上腺皮质激素等补充和替代，症状可以很快好转。但要注意不宜补充太多，以免出现这类激素引起的不良反应。

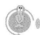

46. 肾上腺皮质功能亢进会引起失眠吗？

肾上腺皮质会分泌许多激素，大体上来说有三大类，一类称糖皮质激素，一类称盐皮质激素，另一类为性腺激素。肾上腺皮质功能亢进是由于肾上腺皮质激素分泌过多所引起，最常见的是糖皮质激素分泌过多，这里主要介绍的就是糖皮质激素分泌过多引起的库欣综合征。

库欣综合征可因肾上腺皮质双侧增生或肾上腺皮质肿瘤所引起，前者约占70%，后者占20%~25%。由于糖皮质激素分泌过多，病人的脂肪代谢紊乱，脂肪堆积在面部和躯干，但四肢不明显，称为向心性肥胖；糖代谢也紊乱，病人常发生糖尿病；蛋白质代谢紊乱的结果是病人有肌肉萎缩；性功能明显减退；精神心理障碍十分突出，病人早期就有失眠，入睡困难，睡眠不实，半夜常醒转，白天则话多，动作多，敏感多疑，情绪很不稳定，易发脾气，易和人吵架，也易哭泣、流泪。抑郁相当常见，有报告显示，60%~70%的病人情绪压抑、不愉快、绝望，甚至想自杀。也有少数病人出现幻觉，听到人家骂他，逐渐出现被迫害妄想、关系妄想，很像精神病。

典型的库欣综合征诊断不难，光看外表就能推测其诊断，但要确定诊断仍需做内分泌实验室检查，如24小时尿中17-羟和17-酮水平测定，如增高就有诊断意义。肾上腺部位CT检查更能区别是肾上腺皮质增生还是肿瘤。对可疑病例还需行其他的检查。

治疗以手术切除为主，不论是肾上腺皮质增生还是肿瘤，手术都是首选方法，但术后由于内分泌腺体之间的功能要重新调整，需内分泌医师仔细斟酌后选择治疗方案，如补充激素等。以上治疗对失眠来说肯定是有效果的。

47. 肾上腺皮质功能减退会引起失眠吗？

这里所指的肾上腺皮质功能减退是慢性减退，也称为艾迪生病，病因过去以肾上腺皮质的结核病为主，现在以自身免疫机制占相当大比例。肾上腺皮质功能减退者经常有失眠症状。

艾迪生病外观最突出的一点是色素沉着，全身皮肤、黏膜色素加深，面部、四肢等暴露部分，关节伸屈面、皱纹等易磨擦部位，乳头、乳晕、外生殖器、腋下、腰臀皱襞、下腹中线、痣、瘢痕、雀斑等尤为显著。口腔、唇、舌、牙龈及上腭黏膜上均有大小不等的黑色色素沉着。其他有血压低，食欲缺乏、全身无力等症状。肌肉无力也很明显，有时可发展为四肢瘫痪。精神心理症状包括易激动、易哭泣、情绪不稳定，经常失眠，不易入睡，也易醒转，如果合并情感压抑、低落者，失眠就更严重。有些病人会出现一种特殊的表现，称为违拗，即让病人做的动作他偏不做，或做相反的动作，如让病人伸胳膊，病人偏要屈曲。如果血糖过低，病人会产生低血糖性昏迷。

艾迪生病的诊断不太容易，光凭外貌有色素沉着是不够的，一定要做 24 小时尿的 17-羟和 17-酮水平的测定，如果数值降低才有诊断价值。有时需做促肾上腺皮质激素试验（ACTH 试验），即静滴 ACTH 后测尿中 17-羟和 17-酮能否上升，如不能上升，说明肾上腺皮质功能很差。

治疗以补充肾上腺皮质激素为主，可口服强的松，静滴氢化可的松等，效果满意。但这种治疗一定要在内分泌医师监测下方可进行，以免出现意料不到的不良反应。病人或家属不要自行使用。

 48. 糖尿病会引起失眠吗？

糖尿病是一种常见的内分泌代谢病，根据《中国 2 型糖尿病防治指南》（2020 年版），我国的糖尿病发病率约为 11.2%。但我国的糖尿病诊断率较低，许多糖尿病患者往往不知道自己患病，因此，实际发病率可能更高。

糖尿病虽然各年龄组都会患病，但以 45 岁以上患病率明显上升，60 岁左右达高峰，说明是以中老年人为主的疾病。男女性别患病的差异不大。最重要的一点是糖尿病分为两型，胰岛素依赖型为 1 型糖尿病，儿童和青少年时期就得病；非胰岛素依赖型为 2 型糖尿病，与遗传有一定关系，主要见于中老年人。

糖尿病的典型症状可以归纳为"三多一少"，即多饮、多尿、多食、体重下降。病人每日饮水量可达 5000~8000 毫升，但仍不解渴，排尿量也明显增加，每昼夜总尿量可达 2000~4000 毫升，夜间也要多次起床排尿。进食量多，每顿主食可食 0.5~1 千克，尽管进食多，可是人还觉得疲乏无力，体重明显下降。"三多一少"症状在 1 型糖尿病特别明显，2 型糖尿病有时不典型。除此之外，皮肤瘙痒也是主要症状，以外阴部最明显。自主神经功能失调症状也不少见，如四肢麻木，腰酸背痛，月经不调，腹泻、便秘，阳痿，出汗等。

糖尿病病人失眠者很多，主要原因有两个，一是夜间多尿，在入睡后因多尿而上厕所，整夜不能安睡；另一是皮肤瘙痒，尤其以夜间入睡时为最明显，全身瘙痒使病人也难以入睡，而且即使入睡后也会痒醒。所以糖尿病病人的睡眠质量不高，经常处于浅睡状态，很易醒转，以至第二日白天没有精神，人感到困倦。

糖尿病的诊断不难，血糖水平升高，糖耐量试验不正常，尿糖阳性就是有力的证据。及时控制糖尿病十分重要，因为可以避免许多重要的合并症的发生，如冠心病、脑血管病，周围神经病、肾病等。

49. 溃疡病会引起失眠吗？

溃疡病是一种常见病和多发病，总发病率为 10%~12%，主要指发生在胃和十二指肠的慢性溃疡。因为胃酸和胃蛋白酶对黏膜的消化作用是溃疡病的基本要素，所以有时也称为消化性溃疡。十二指肠溃疡比胃溃疡略多一些，发病以青壮年居多，21~50岁发病者占74%左右。男性比女性易患病，为（5~6）：1。遗传、精神心理因素、地理因素、饮食因素、吸烟、幽门螺杆菌感染等多种因素都是溃疡病的原因。

溃疡病的主要症状是上腹痛，这种上腹痛具有长期性、周期性和节律性的特点。疼痛可以持续6~7年，甚至10年以上。反复发作疼痛以春秋季最多见。疼痛的节律性往往与进食与服药有关，胃溃疡因从凌晨3点至7点胃酸分泌最少，所以疼痛最轻。有一部分十二指肠溃疡病人往往夜间胃酸分泌较多，可以发生半夜疼痛，这种半夜定时疼痛的症状可以成为十二指肠溃疡的诊断依据之一。溃疡病的上腹痛多半位于上腹剑突下或脐右上方，疼痛性质为饱胀感、饥饿感、灼性痛感，令人难受。病人常用按摩上腹部、休息、吃东西、导吐来缓解疼痛。

由于溃疡病造成的胃肠功能紊乱，病人经常反酸、嗳气、恶心、呕吐、食欲减少、体重下降，再加上上腹部疼痛，所以病人经常有失眠，入睡困难，夜间因腹痛或其他不适而醒转，醒后又难以再入睡。白天则因睡眠不好、进食不佳而感到疲劳、乏力。

目前诊断溃疡病不难，胃镜检查是最可靠的方法。治疗的方法也很多，如制酸药、抗胆碱能药、组胺 H_2 受体拮抗剂，保护胃黏膜药等都有效。如果药物治疗不满意，还可做手术切除。

50. 哮喘会引起失眠吗？

哮喘发作时，病人因为呼吸困难无法平卧，基本无法入睡。哮喘是一种变态反应病，由于变态反应原或其他因素引起气道广泛性狭窄，病人感到发作性胸闷、气短、咳嗽，呼气时带有哮鸣声音。本病可发生于任何年龄，但半数以上在 12 岁以前发病，在哮喘患儿中，约有 70% 发病于 3 岁之前。男女性别没有差异。哮喘的患病率为 0.5%~2%，最高达 5.3%，我国各地区调查的结果不同。

哮喘的病因较复杂，遗传是重要的因素，现在大多数学者认为哮喘是一种多基因遗传病，亲缘关系越近，发病率越高。变态反应是另一个重要因素，如各种物质的吸入，包括花粉、真菌、尘螨、动物毛屑、氯、氨、尿素、甲醛等；过敏性食物，包括虾、蟹、鱼类、贝类等的摄入都是重要的诱发因素。感染是另一个诱发因素，很多病人的哮喘发作和急慢性支气管炎有关系，因此每年冬季呼吸道感染好发季节也就成为哮喘的好发季节。此外，精神心理因素、气候改变、运动、药物等都可能与哮喘发作有关。

哮喘发作前有先兆症状，如打喷嚏、流涕、胸闷、憋气、咳嗽等，接着呼吸困难，咳嗽频繁但无痰或只有泡沫痰，唇、甲发绀，端坐呼吸，不能平卧，呼气声中全是哮鸣音，病人和家属都能听到。在发作期，由于呼吸困难，病人根本无法平卧，所以导致无法入睡，只有在极度疲乏时稍稍打个盹，但很快又被憋气所惊醒，睡眠节奏全部被打乱，使病人感到极度渴睡而又睡不着。烦恼、激惹便因之而起，疲劳无力也相继而来，病人极度不适。

哮喘发作期的急性治疗是十分必要的，可以立刻解除病人痛苦，如用拟肾上腺素类药物，茶碱类药物、抗胆碱能类药物、肾上腺皮质激素等，效果较好。但重要的是预防哮喘发作，增强体质，避免哮喘再发。

51. 高血压会使人失眠吗？

高血压是指人体血压超过 140/90 毫米汞柱或 18.6/12.0kPa，是中老年最常见的心血管疾病。通常看到的高血压病人都属于原发性高血压，约占全部高血压病人的 90% 以上。

在我国高血压的患病率为 7.73%（包括临界高血压），40 岁以上患病率增加，男、女性别的患病率差别不大。高血压的原因目前仍不清楚，但遗传因素很重要，高血压病人有阳性家族史者占 40% ~ 60%，年龄增长是另一个重要因素。食盐、脂肪食物摄入过量、吸烟、大量喝烈性酒、肥胖、工作过度紧张等都是诱发因素。

很多高血压病人对疾病不太在意，只是在体格检查时偶然发现患高血压，而且血压时高时低，使得病人不会去想服药治疗的事。等到症状比较明显时才发现血压增高已经不再下降，此时会出现头痛、头晕、头胀、顶部箍紧感、后枕部和颈部发僵感、耳鸣、脑鸣、注意力不集中、记忆力减退、四肢麻木、易激惹、易发脾气等症状。睡眠也很差，入睡困难、易醒、噩梦多，总体睡眠质量差，白天不解乏。实际上这些症状与其说是高血压引起的，还不如说是高级神经功能失调所造成的，与神经衰弱十分相似。

高血压病可怕的是其合并症，冠心病、脑出血、脑梗死、心肌梗死、肾病等都是高血压致命的合并症，患这类合并症后治疗比较困难，所以控制高血压，预防合并症是当务之急。现在许多高血压病人对这一类疾病认识不足，医师应提倡：请重视高血压，控制高血压！

52. 精神分裂症会引起失眠吗？

精神分裂症是一组以思维障碍为主要特征的精神病，伴有情感和行为的异常，病程迁移缓慢进展，最终往往以衰退作为结局。患此病有性别差异，女性发病多于男性。经济水平低的阶层发病高于经济水平高的阶层。

虽说精神分裂症可以分成几个型，单纯型、青春型、妄想型、紧张型等，但最主要的一点是思维的异常，病人和正常人的交流发生困难，无法沟通，病人可以夸夸其谈 1 ~ 2 个小时，可是别人无法理解病人想要说的究竟是什么。

对于精神分裂症病人，失眠是非常普遍的现象。病人往往入睡困难，脑子里浮现出很多古怪的想法，以至难以入眠。有时在夜深人静时醒转，后又胡思乱想。不过一旦睡着后，就会一觉睡到红日高照，甚至到次日中午才醒，使睡眠变得极不规则。多导睡眠仪检查可以发现睡眠的潜伏期明显延长，甚至达几个小时都未入梦乡。REM 睡眠的潜伏期则缩短，但总的时间尚正常。NREM 睡眠也减少，尤其是 NREM Ⅳ期减少至少一半以上，相反，NREM Ⅰ期则增多，中间还经常醒转。

精神分裂症病人的失眠和其他症状有密切关系，在精神症状好转后，睡眠也会相应好转。多导睡眠仪检查也会发现睡眠潜伏期恢复正常，总的睡眠时间延长，睡眠深，NREM Ⅳ期增加，Ⅰ期减少，醒转次数减少。但 REM 睡眠剥夺后会有反跳现象，以至噩梦增多，病人有恐惧感。

53. 情感性精神病人的睡眠障碍有什么特点？

情感性精神病是指一组以情感障碍为主要特征的精神病，病人或表现为兴奋，或表现为抑郁，但通常都不会衰退。反复发作是本病另一个特点。情感性精神病的患病率有逐年增高的趋势，发病年龄多在青壮年，近年来发病年龄有变小的趋势。患此病有性别差异，女性患病多于男性。

情感性精神病有两种表现形式，一种是躁狂，即话多、行为多、情感高涨；另一种是抑郁，表现为情感压抑、低落、话少、动作慢。但不论是躁狂还是抑郁，都有睡眠障碍。美国统计抑郁症病人中约有 21%存在失眠，而被诊断为失眠的病人中有 35%是抑郁症，可见慢性持续性失眠实际上是抑郁症的一个表现。

抑郁症病人的睡眠障碍很特别，入睡困难并不太突出，但半夜或凌晨早醒非常显著，而且不易再入睡，在这种黑夜中醒来的漫漫长夜里，病人思考的就是不愉快的往事和经历，反复思索生存的意义，以致会产生自杀的想法甚而付诸实施，所以这种睡眠障碍是十分危险的。由于夜间睡眠不好，白天病人感到疲惫不堪，全身无力，十分想睡可又睡不着。多导睡眠仪检查可发现 REM 睡眠的潜伏期缩短，也就是说病人入睡后很容易进入 REM。而 NREM 睡眠的Ⅲ期、Ⅳ期明显减少，Ⅰ期增多，醒转次数增加。结果睡眠变得十分片断化，与临床上观察到的睡眠情况十分符合。

随着病情好转，睡眠障碍也会好转，表现为入睡潜伏期缩短，NREM 睡眠的Ⅲ期、Ⅳ期增多而Ⅰ期减少，半夜也较少清醒，可是 REM 睡眠的潜伏期虽然延长些但较正常人仍短。情感性精神病抑郁症状复发的先兆是睡眠不好，所以在服药治疗的过程中观察睡眠情况很重要，一有变化应及时向医师报告，要采取预防措施，以免病情加重或复发。

54. 反应性精神病会引起失眠吗？

反应性精神病是由于剧烈或持续的精神紧张性刺激直接引起的，如亲人突然死亡、巨大的天灾、配偶不告而别、子女被绑架等情感上非常难以接受的意外，其临床表现主要与这些生活事件密切相关，并伴有相应的情感体验，容易被人所理解，致病因素一旦消除或环境改变，并经适当的治疗，精神状态即可恢复正常。

急性反应性精神病在临床上较常见，是来势迅猛的精神创伤所致，症状可以在数分钟到数小时之内出现，持续时间不长，几天到一周之内可恢复正常。病人的表现形式不一，有的以意识错乱为主，答非所问，行为异常，醒后有些遗忘，记不清楚自己所说的话和所做的事。有的病人则表现动作多、话多、到处乱跑，嘴里说的和精神创伤有关。有的则表现为呆愕，两目直视，呆如木鸡，问话不答，连针刺也缺乏反应。但不论病人表现如何，失眠症状是一定存在的。病人可以接连几夜不眠，瞪目直视，白天照样出现症状，或稍稍打个盹儿又说话或不说，一般会持续 2～3 夜，才逐渐睡眠。其他还有延迟性反应性精神病和持久性反应性精神病等。

诊断反应性精神病要慎重，只有在精神创伤足够强烈，而且能被别人理解的基础上出现精神症状才能考虑，否则应当严密观察，切勿误诊。

治疗上以用镇静催眠药为主，尤其是急性病人用药后多半能很快好转，然后会倾吐心中压抑的情感，这时再加上心理治疗，效果一般是令人满意的。

55. 抽动秽语综合证是什么？患者会失眠吗？

抽动秽语综合征是指一组头、面、颈、躯干或肢体的肌肉抽动，伴有咽喉部发声的疾病，严重时可不由自主地骂人、说脏话。本病多发生在 3～12 岁儿童，男性多于女性。到了青春期以后，症状会逐渐减轻以至消失，持续到成人期的病人极少。

虽说 1825 年已经有医师描述了本病的表现，但迄今为止病因仍不清楚。有些学者认为脑部有病变，主要是神经递质功能失调，尤其是多巴胺活动过度，所以引起抽动、多动。也有些学者认为社会心理因素在发病中起很大的作用，因为多子女家庭很少发现本病，而目前一个子女家庭往往发病者较多，可能和家庭、学校教育方式有一定关系，何况大多数儿童到了发育期以后会自动好转，用脑部病变不太好解释。

抽动秽语综合征儿童常常诉述入睡困难，比较容易兴奋，但入睡后尚正常，有时较易醒来。多导睡眠仪检查也证实这一点：睡眠潜伏期一般都正常，并未过分延长，总的睡眠时间也正常，但中间清醒次数较多。总的 NREM 睡眠减少。在睡眠中可以见到肌肉的抽动，在肌电图上能够记录下来。

由于病因不清楚，所以抽动秽语综合征的治疗只能是对症的。氟哌啶醇是目前最常用而且效果也最满意的药物，可是有嗜睡、少动、颤抖等不良反应，一般儿童和家长不易接受。心理治疗也很重要，家长应尽量减少儿童的心理负担，心理发育受到影响很容易衍生出其他神经症的症状，如头痛、头晕、记忆力差等，这点千万要注意。

56. 焦虑性失眠是怎么回事？

焦虑是一种情绪状态，在心理学上的定义是：对未发生事情的一种恐惧感。有焦虑情绪的人往往对未来可能出现的情况做种种不利的、负性的猜测，以至造成紧张、不安和恐惧的情绪。焦虑本身是人类一种正常的情感反映，正常人都有焦虑情绪，可是只要未来发生的事情在现实中出现后的情况并不像预期中那样不利和负性，焦虑就会消失了。而焦虑病人情况就不同了，他们无时无刻不在为未来发生的事情发愁、苦恼、烦躁，如果一件事情发生后并不像他们想象中那么糟糕时，他们的焦虑会马上转向另一些没有发生的事情上，所以整天提心吊胆、战战兢兢、紧张不安。由于焦虑情绪的过度，也伴随着自主神经功能失调，尤其是交感神经功能亢进，出现手脚心多汗、心悸、心跳加快、呼吸急促、肌肉收缩、颤抖等症状，此外在行为上也有焦虑的表现，像搓手顿足、唉声叹气、用手拔头发，严重时用头撞墙，在地上打滚等都是常见的外部表现。

焦虑病人都有睡眠障碍，焦虑性失眠最突出的症状是入睡困难，同时可能有多梦易醒、频繁觉醒、醒后不易入睡及梦中惊醒后出现恐惧感等症状。病人躺在床上之后，翻来覆去不能入睡，脑子里思考一些焦虑的事但又解决不了，结果是越想越兴奋，越兴奋就越睡不着，时间久了病人对睡眠也恐惧起来了，一到晚上就担心睡不着，结果真的不能入睡。像这样恶性循环的结果造成了焦虑性失眠，使病人苦恼万分。

57. 抑郁时会失眠吗？

抑郁是一种情绪状态，是人们对客观世界的一种沮丧、压抑和绝望的主观反应，常会情绪低落、思维缓慢、语言动作缓慢。对客观世界的主观反应本来是因人而异的，取决于人们整体的感受。正常情况下，如果遇到一些不太如意的事，人们常常会产生抑郁情绪，如高考落第、恋爱失败、婚姻危机、亲人逝世等，但不应当持续太长时间，也不应当过多地影响日常生活、工作和学习，经过一段时间后，抑郁情绪会调整过来并逐步消失。

抑郁病人的情况就全然不同了，可以说整天处于一种压抑、低落、悲哀、失望，甚至绝望的情绪状态中，而且这种情绪严重地影响日常生活、工作和学习，严重时会出现轻生念头，企图自杀，所以医师和家属必须十分清楚抑郁症的严重性，要设法及时给病人以适当的治疗。

抑郁情绪在 24 小时之内并不完全一样，通常是晨起时较轻，到上午 10~11 点钟后逐渐加重一直延续到下午，但到晚饭后又减轻些直到入睡后，半夜是抑郁情绪最重的时候，病人往往睡一小觉就醒来再也不能入睡了，于是脑子里便浮出许多自责自罪的想法，在这种想法的支配下，很容易产生轻生的念头，导致自杀。可是如果能度过这一段时间，病人的情绪又会好转些，直到天明。因此抑郁病人常有失眠，特点是凌晨早醒，思考一些不祥的问题，有时付诸行动。这是精神心理科医师最关注的症状，也是治疗的重点。

 58. 药物为什么会引起失眠？

现在市场上药物琳琅满目，新药也层出不穷。不少药物除了针对专科的疗效之外，还有中枢神经兴奋作用，会使人情绪高涨、兴奋、失眠。如氨茶碱是治疗哮喘的常用药，可以松弛支气管平滑肌，减轻支气管黏膜的充血和水肿，缓解哮喘症状。可是氨茶碱也是一个中枢神经兴奋药，有些病人服药后出现激动、不安、兴奋、失眠，剂量过大时还可发生抽风、谵妄等。又如阿托品能解除胃肠道痉挛和抑制胃酸分泌，是有效的胃肠道解痉药，用于治疗溃疡病等，但如果使用不当，剂量过大时会出现阿托品中毒：瞳孔散大、口干、排尿困难、兴奋、躁动、幻视、失眠等。异烟肼是抗结核药，和其他抗结核药合用能治疗各种类型的结核病。但异烟肼有中枢神经兴奋作用，有的病人可出现头痛、失眠、话多、幻觉、易发怒，甚至出现抽风、昏迷等不良反应，还可能引起周围神经炎，出现如四肢麻木、无力、反射减退或消失等症状。因此，用药一定要遵从医嘱，不要过量服用，也不要盲目听信广告介绍，因为有些网络上的广告用药没有经过临床验证，疗效和副作用都不清楚，随意服用存在极大的安全隐患。

59. "摇头丸"有哪些危害？

目前"迪厅"风行，青年男女喜好蹦迪的不少，他们愿意在迪厅内放松一下，活动活动肌肉，放松放松神经。但有人在蹦迪时服用一种"摇头丸"，据说服用后精神陡增，神采奕奕，摇头晃脑，分外有劲，而且跳一夜舞也不觉得困倦。现在已经查明，"摇头丸"实际上是一种人工合成毒品，主要成分是苯丙胺及其衍生物，属于中枢神经兴奋药。

苯丙胺是麻黄碱类药物，具有强大的中枢神经兴奋作用，服药后大脑很快兴奋，倦意尽消，所以在医学上用来治疗发作性睡病。可是有些不法商人利用其中枢神经兴奋作用来对抗夜生活中的疲劳，使人们能夜夜兴奋，于是"摇头丸"便应运而生。"摇头丸"具有很强的精神依赖性，使用几次后即可成瘾，而且上瘾后难以戒断，半年内复吸率可高达95%以上。我国也严禁制造、销售此药，违反者要负法律责任。

"摇头丸"长期服用除了成瘾之外，还会产生一系列精神病样症状，如幻听、幻视、多疑、妄想等，与精神分裂症十分相似，称为苯丙胺中毒性精神病，这时需住精神病院治疗。

 ## *60*. 激素会不会引起失眠？

激素通常指肾上腺皮质激素，有天然的和人工合成的，医学上常用人工合成的激素治病，如自身免疫病系统性红斑狼疮、类风湿关节炎、干燥综合征、重症肌无力等，各种病因引起的休克，消除脑水肿，严重的皮肤病如剥脱性皮炎等。各科都可能用激素来治疗疾病，可以说激素治疗用途十分广泛。

作为一种药物，激素确实有其不可替代的疗效，可是副作用也不可忽视。在早期用药阶段，由于食欲改进，情绪好转，睡眠也好转，但随着用药时间的延长、剂量的增加，相当一部分病人会出现兴奋、话多、易发脾气、容易和别人吵架等现象，而且夜间经常失眠，或者清晨早醒，严重时也会出现幻觉，多疑，以至拒食，拒绝治疗，大吵大闹等症状。或者出现抑郁症状，哭泣、悲观、失望、企图自杀等，这些可以称之为激素性精神障碍，往往给原来疾病的进一步治疗造成困难，必须请精神科医师来指导用药和控制症状。

除此之外，激素还会引起肥胖、高血压、糖尿病等疾病，原有这些疾病的病人用激素后，可以加重病情，所以用激素治疗应当在医师指导下进行，何时加量，何时减量要根据病情决定，千万不要自作主张。实际上医师用激素治疗也是十分谨慎的，一般原则是到不得已时才用，同时尽量避免各种不良反应和合并症，减量要逐渐进行，这样才能取得较满意的效果。

61. 喝咖啡为什么会引起失眠？

不仅咖啡，茶、可可等都是对大脑有兴奋作用的饮料，在这些饮料中都或多或少地含有咖啡因。咖啡因是一种很好的大脑兴奋剂，大量服用势必要兴奋大脑引起失眠。

我们可以看看各种饮料中咖啡因的大致含量：

（1）茶。不论是茶叶还是袋茶，绿茶还是红茶，都含有咖啡因，一杯茶中含量为 30～100 毫克咖啡因。

（2）咖啡。一杯煮的咖啡（用咖啡豆磨碎后用火煮）含 90～140 毫克咖啡因；用开水沏出的速溶咖啡，含 66～100 毫克咖啡因。

（3）可可。一杯热饮巧克力（也称可可茶）含 5～50 毫克咖啡因，一条中等大小巧克力含 25～35 毫克咖啡因，一罐百事可乐或可口可乐含 25～50 毫克咖啡因。

咖啡因会全面兴奋大脑，使人提高注意力，增强记忆，思路加快，工作和学习效率提高，这也就是茶、咖啡、可可等饮品受人欢迎的原因。有人测定，每人每天咖啡因最大摄入量为 200 毫克左右，如果超出这个量，有可能造成咖啡因急性中毒。咖啡因急性中毒的表现有：烦躁不安、易激惹、发脾气、失眠、面色潮红、多尿、胃肠道不适、心跳过快、话多、易冲动、肌肉颤抖等，这时需医师急诊处理。咖啡因实际上还有另一个问题，那便是成瘾性，不少人习惯于饮用大量浓茶和咖啡，一旦停止饮用，就会发生戒断症状，那时人会变得疲乏无力，反应迟钝，注意力不集中，记忆力差，工作和学习效率下降，头痛，头晕等，十分难受，需 1 周左右才能逐步好转。

因此，想要获得良好的睡眠，入睡前不宜饮用此类饮品，同时这类饮品的饮用也应该适可而止，不要过量饮用。

62. 儿童睡眠不好是什么原因引起的？

儿童与成人不同，处在生长发育旺盛时期，神经系统虽然发育还不完全成熟，但修复的能力很强，有很大的可塑性。应当说儿童的睡眠是很好的，需要的睡眠时间也比成人长，但确实有些儿童睡眠较差，其中的原因比较复杂，这里我们只能作一个简要的分析。

婴幼儿应当睡眠 18 个小时以上，如果烦躁不安、啼哭不眠，并非是饥饿或排尿便所致，应该想到全身感染性疾病的可能性，如发烧、腹泻等，个别的情况也要考虑颅内感染或出血的可能性。请儿科专家诊治是首要的步骤。

学龄前儿童通常睡眠也较多且深，如果不易入睡，经常醒转，也要想到全身疾病的可能性，特别是发烧、头痛、咳嗽、咽痛、腹泻等。五官科的疾病比较隐蔽，但也足以影响睡眠，如副鼻窦炎、中耳炎、龋齿等。有些寄生虫病也会造成睡眠不好，像蛲虫病经常造成肛门口痒感，蛔虫病可引起消化不良等，需要化验大便来确诊。少见的情况如结核、肝炎等引起儿童低热，烦躁不安等，也会造成失眠。

学龄期儿童失眠除了上面谈到的一些疾病之外，还要考虑一些社会心理因素，家庭的纠纷、父母亲抚养孩子观点上的差别、学校里老师的态度、与同学们的交往等都有可能影响儿童，有些儿童会产生焦虑或抑郁的情绪，以至失眠。目前儿童心理素质的形成是十分重要的，不少孩子依赖性太强，独立生活能力差，遭受挫折后克服困难的能力差，所以心理障碍并不少见，失眠也不少见，这点应当引起社会、家长、老师的注意。切勿以为儿童不会患心理障碍。

青春期的孩子失眠颇为常见，学习、生活等因素都有可能成为原因，要做细微的工作来了解他们的心理状态，才能针对性地开展治疗，光服安眠药是不能解决根本问题的。

63. 学生会失眠吗？

学生处于长身体、长知识的最佳年龄段，是最幸福的时期，难道也有睡眠疾病吗？临床医学统计资料告诉我们：各个年龄组的学生都有相当一部分的失眠患者。

小学生无忧无虑，可也有失眠"小病人"。8～12岁的少年，学习负担过重是失眠的主要原因。有些学校学习抓得很紧，课堂上要学生努力听，课后留的作业很多，在学习压力下，可能会失眠。

中学生失眠的原因比较复杂。学习成绩处于上游的学生常想方设法考上重点大学，自己给自己加码，给自己过大压力，可能引起失眠。学习成绩处于中游的学生一部分会发奋图强，力争上游；另一部分却随波逐流，得过且过，希望及格过关，这部分学生往往在考试前会失眠。处于下游的学生矛盾极大，学校和家庭给他们的压力都大，可自己又使不上劲，瞻前顾后，常常出现失眠。大学生已经跨越了一重铁门槛，前途已经指明，似乎一帆风顺。但如今的大学情况多少存在着一些不容乐观的问题，很多大学生的生活作息不规律、过度使用电子产品、缺乏锻炼等原因，容易出现失眠症状，另外，课业、社交、家庭和自我发展等多方面的需求和压力，可能影响睡眠，造成失眠。在大学中有心理障碍的大学生并不少见，失眠也并非少见病。尤其到了毕业前夕，就业压力更使心理状态不稳定的大学生产生失眠。

因此，从学生健康的角度来看，不少校医都反映学生中有睡眠问题的存在，教育部门和卫生部门应高度重视，以尽量减少学生失眠和给予及时的治疗。

64. 婚恋和失眠有什么关系？

婚恋和失眠关系密切，主要因为感情的缘故。恋爱时节，花前月下，卿卿我我，难舍难分，"一日不见，如隔三秋"，晚上思念意中人，难免会失眠。如果恋爱的结局不如意，则失恋造成的失眠更为严重。所以说恋爱常常伴着不眠之夜并不为过。

即使恋爱成功，在准备结婚的阶段，也会有失眠之虑。无论是为婚礼和未来婚后生活筹备资金，还是买房的奔波都有可能造成失眠。其次，纵然一切条件都已具备，在正式举行婚礼之前的筹备、各项细节也还有不少事情需操办，在婚前有一段失眠期几乎已成为新婚夫妻的惯例。

婚后生活多半美满，可是有些新婚夫妻在婚前来不及或不愿意多考虑的问题在婚后会逐渐暴露出来，如双方性格不合，对双方长辈的态度各异，家庭开支的安排，甚至生儿育女等，都不见得步调一致，这样就难免磕磕碰碰，时间一久，分歧和矛盾可能引起双方同床异梦，失眠就在所难免了。另外，插足是婚后生活最容易造成裂痕的因素，试问夫妻之间介入了第三者，还有可能睡得安稳吗？相信当事人只能瞪着眼睛等天亮了。离婚也是造成失眠的重要因素。在一个学者制订的生活事件量表中，离婚所引起的心理创伤占 75 分（最高分为100 分）。所以离婚必然会使夫妻双方在相当一段时间内感情失落，失眠是常事。

65. 为什么更年期反应里总有失眠？

更年期反应通常是指女性到了绝经期前后所出现的一系列症状，有的很轻，根本不被女性朋友注意，也有的很重，重到非住院不可的地步。可是，失眠却或多或少存在，为什么呢？

月经来潮是女性一生中非常重要的一个特征，说明女性的性器官发育和性功能发育都较正常。控制月经周期的关键是卵巢。卵巢中有许多卵子，大约每 14 天成熟一批，卵巢本身分泌雌激素，促使卵子成熟，在卵子排出后，则形成黄体，分泌另外一种激素——孕酮。如果卵子未受精，黄体在 14 天左右便自行退化，此时雌激素和孕酮的分泌就中止了，子宫内膜由于得不到激素的支持便剥落下来排出体外，就是月经。所以月经周期大概在 28 天左右。当然脑垂体中还有另外一些激素来控制雌激素和孕酮的分泌，这里就不赘述了。

到绝经期前后，女性卵巢功能逐渐退化，因而雌激素和孕酮的分泌也逐渐减少，这时月经周期拉长，经期缩短，经量减少，最终完全停经。由于雌激素是女性体内十分重要的激素，它的减少或停止分泌对女性的影响很大，具体说可以出现下面几种症状。

（1）血管舒缩障碍，典型的症状是轰热，也称潮热，75%~85% 妇女都有这种感觉。发作时感到前胸后背发热，迅速涌向面部，皮肤潮红，伴出汗，有时甚至大汗淋漓。

（2）睡眠障碍，失眠最常见，严重时整夜不眠。

（3）精神心理症状，表现为唠叨不休、话多、脾气急躁、心胸不开阔、敏感多疑、有的则表现为压抑、沮丧、失望感。

（4）性功能减退。

上述症状与雌激素水平下降有密切关系，所以现在医学界强调女性在绝经后要补充雌激素来纠正这些症状，当然个别严重的还要加服精神药物。也许有人会问男性有没有更年期？从理论上来讲也应该有，因为雄激素水平下降后也会出现一些症状。但是男性不容易判断出现更年期的时间，症状也不那么突出，所以多半不被人注意。

三

失眠治疗之建立良好睡眠习惯

 66. 良好睡眠习惯有哪些?

在很多情况下失眠是不良习惯所造成的,所以现在治疗失眠的专家十分强调睡眠卫生,希望人人养成一个良好的睡眠习惯。具体的做法有下面几条。

(1) 每天准时起床(包括节假日)。

(2) 起床后稍稍做一些体育锻炼。

(3) 白天尽量不午睡。

(4) 进食定时,晚餐不宜过饱。

(5) 黄昏后尽量避免食用和饮用对中枢神经系统有兴奋作用的食物和药物。

(6) 入睡前有条件时最好温水淋浴、盆浴或泡脚。

(7) 入睡前做些放松活动,如按摩、推拿、气功、静坐等。

(8) 入睡前避免阅读带刺激性的书报、杂志,避免看刺激性的电视节目。

(9) 即使失眠了,也不要老是躺在床上。该起床时就和平时一样起床。

(10) 卧室环境要舒适,避免强光、噪声。温度适宜(18 ~ 20℃)。

以上内容也许都是老生常谈,可是做到这些并不容易,持之以恒更不简单。

67. 饮食和睡眠有什么关系？

大家都知道：饥饿的人们想克服饥饿的感觉而进入梦乡是很困难的。可是未必有很多人了解：晚餐吃得过饱会使人难以入眠。

现在有些人由于工作需要，几乎每晚要出席宴会，宴会上觥筹交错，美味佳肴，如果每晚都饱餐而归，时间久了就会出现失眠症状。有些人是入睡困难，在床上躺一两个小时难以入眠；更多的人是睡眠不实，常在半夜里莫名其妙地醒转，而且难以再入睡。这些症状符合于现代医学的失眠症，而且直接与饮食过饱有关。祖国传统医学也认为："胃不和则卧不安""饮食过度，食不消化，郁而化火，热扰心神"。看来对于"晚间饮食过饱造成失眠"的观点，中西医的看法相当一致。

如果仔细分析一下饮食的成分就不难看出为什么会失眠。首先，晚宴上如果有咖啡、浓茶，这些都属于中枢神经系统的兴奋剂，有些人喜欢喝可乐，这类饮料中也含有咖啡因，同样也是中枢神经的兴奋剂，都会引起失眠。其次，在吃了过量的高蛋白、高脂肪、高碳水化合物的食物之后，胃肠道的工作量增加了，本该休息的胃肠道不得不加班加点才能把多余的营养物质消化掉，万一消化不完全，就会产生过量的气体和食物残渣，产生腹胀和便意，结果影响睡眠的质量。最后，食物中的调味品不少，如果盐分吃得过多，会发生"一过性钠中毒"，也会使中枢神经系统兴奋，导致失眠。当然对高血压病人来讲还有另一危险，那就是使血压更高，容易产生心脑血管病。食物中的味精（学名：谷氨酸钠）虽然使菜肴更鲜美可口，但有少数人会发生过敏反应：身上痒、面部潮红、气短、憋气等，也能引起失眠。因此，我们晚餐不宜吃得过饱和过于丰盛。

68. 饮酒会影响睡眠吗?

我国是世界上最早开始酿酒的国家之一,相传夏朝就已酿酒。在漫长的历史长河中,形成了很有特色的酒文化。但是不论白酒、果酒、黄酒,还是米酒、高粱酒、地瓜酒、葡萄酒,万变不离其宗,其中都含有酒精。

酒精由糖食或果料发酵而得,有特殊的香味。但最令人难忘的是饮酒以后中枢神经系统的变化。在宴会上,宾主觥筹交错,酒精进入体内,首先经过食管进入胃及小肠,被吸收后进入血液中,随后跟着血液输送到全身,其中最重要的脏器是脑和肝。饮酒后,少量的酒精对人的中枢神经系统(脑)产生兴奋作用,足以使人失眠。大量饮酒会致小脑功能失控,即共济失调;大脑抑制期:人昏昏沉沉进入梦乡,如果喝酒过度,还会昏迷不醒,这是很危险的。急性饮酒或是一次性过量饮酒造成上述睡眠障碍。如果长期饮酒会引起肝脏疾病、代谢疾病、心脑血管疾病等严重合并症,这里就不多谈了。

为了建立良好的睡眠习惯以及身体健康,还是尽量减少饮酒。

69. 什么样的卧室环境有助于睡眠?

卧室的布置随每家每户的喜好而定,可以酷似五星级宾馆的豪华房间,也可以朴素无华地略加装饰。只要是主人自己认可的"家"就行,不必要强求统一,但是与睡眠有关系的条件则应当尽量符合。

(1)温度:卧室的温度以保持在 18~20℃ 为宜。温度太高使人感到烦躁不安,有时还会出汗;温度太低则使人蜷缩一团,不利于入睡。空调已经成为调节室温的宠儿,无论冬季或夏季都能使用。但是空调也有很大的缺点,长期生活在空调环境中,可能使人出现肩臂酸痛、头晕、昏昏沉沉感等的"空调综合征"。

（2）噪声：噪声也是影响睡眠的重要因素。生理学家发现人在入睡的过程中各种感觉的丧失有一定的次序：视觉、触觉、痛觉、听觉。这就不难理解一只漏水的水龙头的滴水声或一声声远方的狗叫声为什么会干扰睡眠，有时这些不起眼的微弱声音能将要入睡的人彻底弄醒。避免噪声有多种方法，在装修卧室时隔音的天花板、地板是一种基础设施，在地板上铺设地毯也是吸收声音的良策，用较厚重的窗帘可以挡住外来的噪声。个人防护以戴耳塞较为方便。

（3）光线：卧室内不宜采用强光照射，台灯、壁灯的光线要柔和些，以能看到报纸的字体为宜。强光会导致人体生物钟的混乱，不利于进入睡眠。为了预防室外的强光干扰，可用黑色窗帘或在窗帘内衬一层黑色的布料。同室的人在开灯看书的情况下，戴眼罩可以适当阻挡干扰，当然最好还是一起熄灯入睡或是到别的房间去看书。

（4）通风：通风对卧室来讲也很重要。完全密闭的卧室由于空气不流通，即使睡一夜，次晨起床也会感到头脑不清醒。其实想保持卧室的空气清新并不难做到，在入睡前半小时把窗户打开就能充分换气，然后把窗户开一条小缝，使整夜有少量的空气循环而不造成穿堂风。我国南方地区的住房设计比较容易做到这一点，但北方地区到了冬季就很难做到，通风不良成了通病。

70. 什么样的床有助于睡眠？

床是睡眠的场所，人如果想得到良好的睡眠，床当然很重要。一张舒适的床可以使我们在夜间的翻身次数大大减少，延长我们的睡眠时间，甚至可以帮助我们做一个好梦。床的大小、软硬、高低等都和睡眠有着很大的关系。那么什么样的床有助于我们的睡眠呢？下面我们从以下几个方面进行说明。

（1）大小合适。选床尽量选面积稍大一些的，这样我们睡觉时可以随意翻身，使筋骨舒展，血液循环通畅。

（2）软硬适中。软硬适中的床对人的颈椎有好处，可以保持脊椎的正常生理弯曲，使脊柱不会经常产生疲劳，保证人体处于放松状态。床太软会加重脊柱周边韧带和关节的负担，使人产生腰酸背痛的症状；床太硬，会把人硌得很疼，难以入睡。

（3）高低适度。我国自古主张床铺应以低为主，而现在的床也源于古人的思路，以稍微高于人们的膝盖为准，这样设计的好处是方便上下床。如果床过高，人会感觉紧张、害怕而影响睡眠；床太低，床面和人都容易受潮，而潮湿侵袭人体后，容易患风湿、关节炎等疾病。

（4）合适的床垫。现在的科学工艺技术不断进步，床垫的种类也多种多样，无论是哪种床垫，最基本的要求是：仰卧的时候保证我们的腰椎自然地前凸，侧卧时腰椎不能弯曲。床垫表面要薄厚均匀，不能凹凸不平，最好可以亲自躺在上面试一下，选择最适合自己的床垫。

71. 什么样的枕头有助于睡眠？

枕头对人的睡眠也起着十分重要的作用。枕头的选择应该对颈椎和脊椎都有好处。首先，枕头的高度应该使头和躯干保持水平，使我们颈椎周围的韧带和小关节处于放松状态，消除疲劳。枕头太高会改变颈椎正常的生理弯曲，使肌肉拉伤破损，产生肩颈麻木、痉挛等症状，容易引起颈椎病。而枕头太低也不好，如果枕头太低或干脆不枕枕头，人在睡觉时会过度向后仰，而且会用嘴呼吸，进而引起口干舌燥、打呼噜等现象。另外，侧卧时一边的肌肉很容易违背正常的生理弧度，过分拉伸，引起痉挛，发生"落枕"。其次，选择枕头时最好选择稍微长一些的，可以允许我们翻个身，保证颈部的舒适度。最后，枕芯的填充物应该沿颈椎曲度到头后枕部形成高隆的曲度，适应颈椎正常的生理曲度。

72. 什么样的睡衣有助于睡眠？

在卧室和床垫的条件有所改善后，晚上睡眠穿的睡衣就引起了人们的注意，因为贴身穿的衣服对睡眠的影响不小。睡衣一般可分为睡袍和睡衣两大类，睡袍是一件的，从领子一直罩到腿上，睡衣则分上衣和裤子。穿睡袍或睡衣完全根据个人爱好而定，并无严格的规定。但无论是睡袍和睡衣均以松软宽大为好，虽贴身而不紧箍，这样在床上翻身、起卧都很方便。睡衣上的纽扣越少越好，免得睡着后压在皮肤上很不舒服。睡衣的颜色以浅色为佳，天蓝、浅蓝、湖绿、粉红、淡黄、白色等色泽有利于睡眠的环境，大红、大绿、大紫、黑色等刺激性强，对睡眠不利。

既然是贴身穿的衣服，每昼夜又要穿 6~8 小时，其质地当然要挑选一下。棉织品的吸水性最强，穿着最舒适，夜间睡眠时如果有些出汗，很容易吸收，身体也会感到舒适，但洗后发皱，要熨烫，不太方便。麻织品较挺括，也有一定的吸水性，夏季穿着较好，南方地区常用以做睡衣。丝织品很柔软，又美观，但吸水性差，夏季穿易粘在身上，冬季穿又太凉，所以适合有空调的房间里穿着，此外真丝睡衣在洗后要熨也较麻烦。毛织品一般不用作睡衣的原料。现在比较常用棉和化纤的混纺料子做睡衣，棉占 50%~60%，这样既有吸水性，也比较容易保持样式，不易皱缩，洗后也不一定要熨，而且又便于染色，因此，可作为首选原料。

73. 什么样的被子有助于睡眠？

现在被子的种类五花八门，应该如何选择适合自己的被子呢？

首先，被子应该选择较宽大的。其次，选择被子时应该注意体温和室内的温度，如果室内温度较低，可以选择棉花被或羽绒被，以保暖为主；如果室内温度较高，蚕丝被是比较好的选择，蚕丝被轻、柔、滑、细，不仅触感好，还抗静电。另外，被子的重量也会对睡眠产生影响。选择被子时最好选择轻一些的，厚重的被子会阻碍我们身体的血液循环，给身体增加负担，影响睡眠质量。

74. 睡眠前洗个热水澡会有助于睡眠吗？

不少科普读物都把睡前洗个热水澡作为提高睡眠质量的良方，有没有道理呢？应该说是有益于睡眠的，是有科学性的。

睡眠本身与其说是被动的过程，还不如说是主动的过程，因为人需要睡眠，是生活的必要需求之一，与饮食、饮水、空气、阳光等因素同样重要。睡眠的产生来自身体各部分的松弛，包括肌肉的松弛、大脑的松弛、心血管的松弛等。如果在睡眠之前有意识地使自己放松，作为一个准备动作肯定对睡眠有好处，洗热水澡是放松自己的方法之一。

洗热水澡有盆浴和淋浴两种方法。如果家里有个浴缸，在入睡前可以在浴盆中泡半个小时左右，水温在38～40℃，不宜太热。人闭上眼睛，静静躺着。如果买一些松香放在布袋里泡在水中，效果会更好些。淋浴也能达到类似效果，但不如盆浴。根据物理治疗专家的意见，人泡在热水中，可以使周围血管扩张，全身大部分血液便会流入这些扩张的血管中，使内脏器官中的血液相对减少些。由于脑部血流的相对减少，大脑会感到疲倦，表现为呵欠连连、困倦，因而有利于睡眠。

老年人浸泡在浴盆中的时间要相对短一些，水温略高些。在洗澡完毕后要慢慢站立，在浴盆内最好放一个塑料垫，以免滑倒。浴盆外要装个扶手，地板上也要铺些垫子或木板。总的原则是防止摔倒。

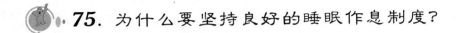

75. 为什么要坚持良好的睡眠作息制度？

中国有句古话叫"日出而作，日落而息"，是指人一天的活动是随太阳的升起和下降而定的。虽然古人并不了解人体内部的生理规律，但根据"天人合一"的想法得出这个规律也是很了不起的。现代医学强调身体生理活动的昼夜规律，在一天 24 小时内，某些器官的活动在白天最突出，到夜间就休息了；可是另一些器官却在夜间活动，到白天相反地就休息了。这种器官自我调节的生理活动保证了人体各部分的需求，相互之间不会撞车，也不会产生空档。睡眠也属于其中之一。

根据现代医学的研究，睡眠和光照有密切的关系，而光照与人体内褪黑激素的分泌有关。褪黑激素都是由松果体（位于脑内的一个腺体）合成的，白天脑内把褪黑激素的前体贮存起来，一到晚上，这些前体就由许多酶的作用加工变成褪黑激素，并迅速进入血液和脑脊液中，数量可达 10 倍以上。褪黑激素的主要功能是加速人的睡眠过程，使人很快入睡。可见光照会破坏睡眠过程，而黑夜则加速睡眠过程，这是有体内物质作为生理基础的。

如果我们坚持良好的睡眠作息制度，定时起床，定时休息，那么身体内的生理性物质到时候就会自动调节，让人轻松入睡。相反，如果我们经常打乱睡眠规律，如开夜车、打整夜麻将、看整夜电影、跳一夜舞等，偶尔一次还行，长期这样做，就会破坏原有的睡眠规律。这时你想正常睡眠作息就不太可能了，因为习惯于夜间兴奋、活动的人，体内的生理性物质已经适应了另一种变化，要想回到正常的睡眠作息就需要一段时间重新调整，这样就难免会造成失眠。

76. 睡前运动可以治疗失眠吗？

有人认为睡前做些运动会使脑子更加兴奋并不有利于睡眠，那么究竟怎样来看待这个问题呢？

我们知道睡眠的前提是全身放松，是精神上、心理上、身体上全面放松。要做到全身放松需要有一些准备活动，想使精神上放松就得放弃一些冥思苦想的专业技术性的钻研，在入睡前不要再去琢磨科研题目或企求解答一道难解的数学题，应适当做一些轻松的事，如听一段轻音乐，哼一首自己喜欢的曲子，看一段喜剧等。心理上的放松则是放弃一些对自己心理上有压力的考虑和想法，以一种平常心对待。身体上的放松可以做些运动，现在已经有不少人在晚餐后或入睡前到街上散步、小跑步、遛狗、打拳、扭秧歌等，这些活动一来是锻炼身体，二来娱乐身心，三是有一些社会交往，如果条件许可，坚持这样做是有利的。当然做些运动并不是让你去跑 100 米，和别人比赛，也不是去打一场激烈的篮球或足球赛，这样反而会使大脑兴奋起来。这里指的睡前做些运动是做自己感到力所能及的运动，尤其是老年人一定要注意这一点。

睡前散步之后，由于肌肉小量活动，血流通畅，而且脑内血流因为流向肌肉而相对减少些，这样易于入睡。同时在散步的过程中，精神也可适当放松，以促进睡眠。

至于年轻人，睡前有条件从事一些比较激烈的体育活动也是允许的，如游泳、打乒乓球、打羽毛球、打保龄球、打台球等都行，但是也得遵循力所能及的原则，不要过度，否则可能激发大脑的兴奋，反而睡不好了。

77. 兴奋大脑的药物会影响睡眠吗?

在药物中，有一些药物对大脑有兴奋作用，如果服用这些药物当然会引起失眠。

最常用的兴奋大脑的药物是咖啡因，咖啡因在茶、咖啡、可可中含量都较多，可乐中也有一定的量，所以睡前不宜饮用浓茶、咖啡和可乐类饮料，以免影响睡眠。在药物中，各类镇痛片也含有咖啡因，如酚咖片、复方对乙酰氨基酚片、去痛片等，所以晚上服用去痛片要注意其是否含有咖啡因，以免导致失眠。神经科或内科常用的巴甫洛夫合剂（医院里称为健脑合剂）也含有咖啡因，虽然有调节神经的作用，但长期服用这类药也没有什么好处。还有一种治疗偏头痛的药叫麦角胺咖啡因，是由麦角胺和咖啡因合在一起组方，咖啡因的含量高达 100 毫克/片，差不多相当于一杯速溶咖啡内的咖啡因含量，所以这个药千万不要多服，偏头痛发作好转后就应该停止，否则会影响睡眠。另一类能兴奋大脑的药物是麻黄碱的衍化物，如去甲基麻黄碱、安非他明、"摇头丸"等，这些药物对大脑的兴奋作用很强，而且可产生成瘾性，所以国家已经规定这些药物按麻醉药品来管理，一般市面上买不到。但是麻黄碱在中药配方里仍有，如著名的止咳止喘中药方"麻杏石甘汤"内麻黄是主要的一味药，长期饮用也会导致失眠，这点要引起读者注意。还有一类药物是治疗儿童多动症的，如哌醋甲酯、匹墨林等都有兴奋大脑的作用，有些家长来询问为什么孩子吃了药以后多动症好转可是失眠了，那就是药物的作用。最后有一些减肥药也有兴奋大脑的作用，服用后食欲减退和失眠，人肯定会消瘦些，但付出的代价也相当大，所以减肥人士一定要慎重服用"减肥药"!

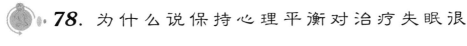

78. 为什么说保持心理平衡对治疗失眠很重要？

我国传统医学提到"内伤七情"都是致病的原因，即"喜怒哀思悲恐惊"七种情绪的变化如果过分，都对人体有害，七情的异常变化都会使机体功能失调，让人心神不宁，都可能导致失眠。心情不好的时候睡眠也不会好，焦虑时紧张不安、搓手顿足、唉声叹气，常常入睡困难；抑郁时心情沮丧、低落、消极，同样也难以睡好，而且往往伴随半夜醒转。过于开心也会使大脑兴奋，难以入睡。总之情绪的变化和失眠息息相关，因而保持心理平衡非常重要，一般说来，情感的表达宜适中，不宜过度，不压抑，才有益于身体健康，更对睡眠有帮助。

四

失眠的治疗之药物治疗

79. "理想的" 安眠药有哪些特点？

失眠的治疗首先应当针对其病因，例如是身体上的疾病引起失眠就要针对疾病进行治疗。而可以造成失眠的环境因素则能避免的尽量避免，不能避免的设法改进；精神心理因素要进行心理疏导，该发泄的应当宣泄，该解决的设法解决。此外，要注意睡眠卫生，睡眠作息要规律，入睡前做些放松活动，洗热水澡等。服安眠药只能作为辅助性治疗手段，千万不要作为首要治疗。

如果失眠较严重，拖的时间也比较长，这时就要吃安眠药了。那么"理想的"安眠药是什么样的呢？我们认为应该具备以下这些特点。

（1）能够很快催眠，也就是说，服用后在 30 分钟之内就一定可以入睡。

（2）不引起睡眠结构的紊乱。我们已经了解，睡眠分为 NREM 和 REM 睡眠两个时相，理想的安眠药应该不打乱这种规律。

（3）没有宿醉作用。宿醉作用指第二天醒来后产生头晕脑胀、昏昏沉沉，像喝醉酒一样的感觉。理想的安眠药应该使人在第二天醒来后头脑清醒，精力充沛，工作和学习的效率更高。

（4）无呼吸抑制作用。由于安眠药大多数属于中枢神经抑制剂，所以有可能产生呼吸抑制作用，但是目前新的安眠药并无这种作用。

（5）不引起药物依赖。所谓药物依赖就是指成瘾性，有些安眠药物在长期服用后会产生药物依赖，这是一个比较严重的问题。

（6）和其他药物没有相互作用。理想的安眠药最好不与其他药物发生相互作用，也就是说，不增加也不减轻其他药物的作用，否则在服用安眠药后要减少或增加其他药物的剂量，若使用不当，有时还可能出意外。

根据以上几点，相信读者在选择药物时就会有所依据，不至于盲目服药。

80. 安眠药有哪几类？

安眠药的历史非常悠久，从 18 世纪末就有人开始研究和制造安眠药，迄今已有许多品种的药物面市。但大浪淘沙，不少曾经"红火"的药物最终还是退出了历史舞台，新的药物虽然层出不穷，然而真正符合"理想的"安眠药条件的为数不多，而且有待于历史的检验。

根据药物开发时间和化学结构的差异，现在主要可以把安眠药分成三个大系列，也有人把它们称为第一、第二、第三代安眠药。

第一个大系列或第一代安眠药是巴比妥类，早在 20 世纪初（1903 年）就已上市，由于巴比妥类药物有较强的镇静催眠作用，所以用于安眠。巴比妥类药物因化学结构的差异形成了多种（2500 种）衍化物，根据作用时间的长短可以分为长效类、中效类、短效类和超短效类。长效类有巴比妥、苯巴比妥，作用时间 6~8 小时；中效类有异戊巴比妥、戊巴比妥，作用时间 4~6 小时；短效类有司可巴妥，作用时间为 2~3 小时；超短效类有硫喷妥钠，作用时间仅 1/4 小时。由于这类药物服药后的次晨病人会有昏昏沉沉、头晕等不适感，所以现在很少把巴比妥类药物用作安眠药。

第二个大系列或第二代安眠药是苯二氮䓬类，于 20 世纪 50 年代上市，现在有几十种衍化物。根据作用时间长短也可以分为长效类、中效类和短效类。长效类有地西泮、氯氮䓬,作用时间可达 50 ~ 100 小时;中效类有硝西泮、艾司唑仑、劳拉西泮等,作用时间 15 ~ 30 小时;短效类有三唑仑、咪达唑仑等,作用时间 0.5 ~ 5 小时。现在苯二氮䓬类是使用最广泛的安眠药。

第三个系列或第三代安眠药有两种,一种称佐匹克隆,另一种称唑吡坦。它们的作用时间都较短,为 0.5 ~ 5 小时,催眠效果好。目前已经有逐渐取代苯二氮䓬类药物的趋势。

81. 巴比妥类药物为什么现在不用作安眠药?

巴比妥类药物是历史上第一个大系列的镇静催眠药,于 1864 年合成,衍化物多达 2500 种。根据作用时间长短可以分为长效类、中效类、短效类和超短效类几种。但是目前越来越少用作安眠药了,原因有以下几点。

(1)巴比妥类药物有不良反应,有的还比较严重。如苯巴比妥是长效镇静药,又有抗癫痫作用,但它可能引起严重的不良反应:固定性红斑,如果不及时停药并治疗,可以演变成剥脱性皮炎。

(2)巴比妥类药物主要的作用点在大脑皮质,可以使大脑逐渐镇静下来,但由于药物的作用时间较长,对大脑的抑制作用较强,结果到了次晨病人仍感到头晕脑胀、昏昏沉沉、想睡、记忆力减退,造成病人不愿意服用。

(3)巴比妥类药物的成瘾性,这也是最重要的一点。在长期服用巴比妥类药物后人体会对药物产生成瘾性。成瘾性目前医学上称为药物依赖,包括心理依赖和躯体依赖两种情况。巴比妥类药物既可引起心理依赖,又可造成躯体依赖,结果是病人越服剂量越大,而且不能停药,万一停药就会发生戒断综合征,到那时,失眠更严重,还有头痛、全身颤抖、焦虑不安、哭泣、严重时全身抽搐等症状。

鉴于上面所说的三点理由,目前已经基本上不用巴比妥类药物作为安眠药了。但是现在仍然应用巴比妥类药物的其他用途，如苯巴妥还是常用的抗癫痫药和治疗儿童高热惊厥药；硫喷妥钠常用于静脉麻醉等。

82. 司可巴比妥为什么现在很少作为安眠药使用了？

司可巴比妥，属于短效类巴比妥药物，很容易溶解在水中，口服后吸收很快，能在 20~30 分钟内迅速抑制大脑皮质，使人进入睡眠。应当说是个很好的催眠药。

从 20 世纪 50 年代到现在，司可巴比妥一直被用作催眠药，受到了失眠病人的欢迎。但近年来司可巴比妥已有退出历史舞台的可能性，在欧美国家已经不用作安眠药了，我国的基本药物目录中也已经删除了司可巴比妥。最主要的原因是司可巴比妥有较严重的药物依赖—成瘾性。在临床工作中，我们曾经发现不少病人因失眠而服用司可巴比妥，开始时每晚 1 粒，以后逐渐自己加量（因为每晚 1 粒已经不起作用了），最多加到每晚服 10 粒之多，而且还可能要加上其他安眠药。这种成瘾的病人不能减量或停药，否则就出现严重的戒断综合征，个别病人因戒药而抽搐，情况相当严重。所以世界卫生组织建议不要把司可巴比妥作为安眠药使用，我国也逐步接受了这个建议。

此外，还有些病人服用司可巴比妥后有皮疹和肝功能损害，出现转氨酶升高、黄疸等。为了避免这类不良反应，也不建议使用。

但是在其他医疗用途中司可巴比妥仍有一定的作用，如外科手术前用作基础麻醉，使病人在术中安睡，不至于影响手术的进行。因为这种用途仅仅一次，时间也短，不会产生药物依赖，所以仍可放心使用。

83. 甲丙氨酯为什么很少使用了？

20世纪50年代初期，当苯二氮䓬类药物尚未面世之前，丙二醇类药物曾经风行一时，其中的佼佼者便是甲丙氨酯，该药于1952年合成，被广泛用于镇静、催眠和抗焦虑。但在苯二氮䓬类药物上市之后，甲丙氨酯很快被氯氮䓬代替了。

甲丙氨酯的作用和后来上市的苯二氮䓬类药物有些相似，它具有吸收快，作用较强，副作用较少的特点。失眠病人服用甲丙氨酯后，20~30分钟即可入睡，NREM睡眠的第Ⅱ期增加，但REM睡眠潜伏期延长，时间缩短，总的睡眠时间延长。次晨醒来较少有宿醉现象。鉴于上述特点，该药很受病人的欢迎。此外，甲丙氨酯在白天服用可以减轻焦虑情绪，可用于抗焦虑。但随着用药时间的延长，医师发现了甲丙氨酯的一些问题。服药很长时间后，药物依赖出现了，病人服药量越来越大，不服药会发生戒断综合征：头痛、头晕、烦躁、不安、失眠严重，更有少数病人全身抽搐、昏迷，甚至死亡。由于药物依赖、成瘾性的出现使不少医师在开处方时不得不慎重考虑。其次，甲丙氨酯也会导致皮疹，严重时出现类似剥脱性皮炎，对肝脏也有一定的毒性作用。因此，当苯二氮䓬类药物上市后，医师宁可开苯二氮䓬类药物而放弃用甲丙氨酯，何况，苯二氮䓬类药物的催眠作用比甲丙氨酯更强，所以，甲丙氨酯确实越来越少使用了。

84. 苯二氮䓬类药物是怎样治疗失眠的？

目前应用最普遍的安眠药是苯二氮䓬类，其中的代表是地西泮，又叫作安定。要说明苯二氮䓬类药物是怎样治疗失眠的比较困难，原因是医学术语太多，一般读者可能看完之后仍然一头雾水，但我们试着简单说明一下。

在我们脑中有许多兴奋性或抑制性物质，医学上称为兴奋性神经递质或抑制性神经递质，兴奋性神经递质比较出名的有正肾上腺素、5-羟色胺、多巴胺等；抑制性神经递质则是 γ-氨基丁酸。想使人睡眠安好就必须加强抑制性神经递质 γ-氨基丁酸的作用，那么苯二氮䓬类药物有这个作用吗？

科学家已经知道苯二氮䓬类药物发挥作用的点即医学上称为受体的地方正好和 γ-氨基丁酸的受体处于一个通道的两端，这个通道只允许氯离子进入。正常情况下氯离子通道只开放一个小口子，进去的氯离子数量不多。当苯二氮䓬类药物被服用后，就和受体相结合，同时也刺激了 γ-氨基丁酸的受体，结果使氯离子通道的口子开大了，至少比正常大了 3~4 倍，这样一来氯离子就大量进入了。里面是细胞内部，由于氯离子的超载，使原来工作十分规律的细胞内外离子交换发生了问题，于是细胞就干脆"罢工"了，也就是说产生了超极化，不产生任何电流，结果就变成了休止状态，也就是抑制过程。由此可见，苯二氮䓬类药物是通过 γ-氨基丁酸发挥作用的，也就是增强了中枢抑制性神经递质的作用才使人睡眠的。

85. 地西泮治疗失眠为什么使用越来越少了？

地西泮是苯二氮䓬类药物中的"大哥大"，又称安定，大概在 1960 年合成，之后这类衍化物多达 2000 多种，不过临床上常用的也就 35 种左右，国内现有的上市苯二氮䓬类药物 10 种左右。地西泮口服后吸收很快，也很完全，约 1 小时后血中药物浓度就达到高峰，开始发挥作用。地西泮是个强有力的镇静催眠药，服用后，病人感到情绪平稳，不那么烦躁不安，不那么紧张恐惧，对睡眠也有帮助，所以 60 年代地西泮使用得很广泛，但目前已经逐步减少了，使用减少的原因有以下几个方面。

（1）新的产品层出不穷，有的疗效明显优于地西泮，因而医师和病人纷纷改用新药。

（2）地西泮有很少量的不良反应，如对肝脏有一些损害，有肝病的病人尽量不服用。

（3）地西泮有药物依赖性，长期服用后会产生心理依赖和躯体依赖，每天非吃不可，不吃就会产生戒断综合征：头痛、呕吐、烦躁、不安、心悸、严重失眠，有时还会抽搐、昏迷。因而不推荐长期服用。

（4）地西泮在身体内部经过肝脏代谢后产生一个代谢产物：去甲基地西泮，该药也有镇静催眠作用，而且从体内清除的时间很长（医学上称为半衰期），结果服用地西泮后，镇静作用可以持续到 50～100 小时，可造成病人在服药后 2～4 天内都昏昏沉沉、想睡觉。

虽然有少数病人服用地西泮后没有不舒服的感觉，可能是个体差异的原因，但是对于大多数病人来说还是不推荐使用。

86. 三唑仑作为治疗失眠的药物怎么样？

三唑仑是短效类苯二氮䓬类药物，晚上服用后可使人很快入睡，做梦减少，睡眠质量提高。而且它的最大优点是半衰期短，只有 0.5～3 小时，由于排泄快，所以第二日起床后头脑清醒，精力充沛。许多失眠病人都喜欢用三唑仑来治疗失眠，认为它比较接近于"理想的"安眠药。

20 世纪 80 年代后期，有位英国医生在给老年人用三唑仑后发现次晨神志有些恍惚，而且询问他昨天发生的事都回忆不起来，就在医学杂志上报道了这个例子。以后这类报道多了起来，受到了生产厂家的注意，他们请了一批志愿试验者服用五种不同的苯二氮䓬类药物进行观察，发现这五种药物都可使试验者有程度不同的近记忆障碍，也会引起一定程度的神志模糊，因而建议限量使用三唑仑。另外，三唑仑还有一个药物依赖的问题，三唑仑比较容易产生药物依赖和成瘾性，有人认为只要用常规剂量连续服 7～10 个晚上，就有可能成瘾，所以给病人的处方量不能超过 7～10 片。

目前欧美等国已逐步减少用三唑仑当作安眠药使用，在我国三唑仑被列为第一类精神药品，一定要在医生的指导下使用，并注意其成瘾性和副作用。

87. 艾司唑仑作为治疗失眠的药物怎么样？

艾司唑仑，临床上也用作安眠药。艾司唑仑原则上属于中效类苯二氮䓬类药物，它的半衰期为 18～24 小时，服药后病人可以在 30 分钟内入睡，睡眠较深沉，减少做梦，而且总的睡眠时间延长，病人觉得睡眠质量提高了。目前较广泛地用作安眠药，剂量是 2 片（2 毫克），每晚 1 次。

对近几年临床使用的结果来分析，艾司唑仑的副作用较小，对心、肺、肝、肾几乎没有什么毒性，所以安全性高。缺点是半衰期较长，次晨醒来时有些病人感到头晕、昏昏沉沉、不清醒，好像喝过酒一样，但并不影响工作和学习。艾司唑仑最重要的副作用仍是药物依赖性，长期服用艾司唑仑有心理依赖和躯体依赖，有些病人每晚非服艾司唑仑不可，不服就有怕睡不着的恐惧感，这就是心理上的依赖。还有些病人则逐渐加量，从每晚 2 片加至 4 片、6 片、8 片，最多一位加到了 24 片才能入睡，这种就属于躯体依赖。不管是心理依赖还是躯体依赖，停药后都会产生戒断综合征：头痛、头晕、烦躁、不安、哭泣、压抑等，严重时会出现全身抽搐，所以我们不主张长期服用安眠药，也包括艾司唑仑在内。

88. 劳拉西泮和阿普唑仑能治疗失眠吗？

劳拉西泮和阿普唑仑都是苯二氮䓬类的衍化物，属中效类，劳拉西泮的半衰期为 12~15 小时，阿普唑仑的半衰期为 8~12 小时，目前在临床上应用较广泛。

劳拉西泮和阿普唑仑的抗焦虑作用较强，小剂量就能达到控制焦虑的目的，临床上常用剂量是劳拉西泮 0.5 毫克，每天 3 次；阿普唑仑 0.4 毫克，每天 3 次。服药后病人感到心情不那么紧张、不安、恐惧、烦躁了，可以定下心来做些事。尤其在处理一些重大事件前临时服用一片劳拉西泮或阿普唑仑往往就能泰然地解决问题，如会见外宾或首长、在大型会议上做报告、与新结交的异性朋友首次会面等。

这两种药用作安眠药的效果应该说不如三唑仑、艾司唑仑等药，因为它们的剂量较小，催眠作用不够强，一般睡前服用劳拉西泮 2 片或阿普唑仑 2 片可能有些作用。

如同其他的苯二氮䓬类药物一样，劳拉西泮和阿普唑仑也有困倦、无力、想睡、头晕等镇静药的不良反应，对心、肺、肝、肾的毒副作用不大。但药物依赖也有，长期慢性服用会出现成瘾性，心理依赖和躯体依赖都有可能出现。总的说来，劳拉西泮属于地西泮的代谢最终产物，成瘾性比较低，阿普唑仑的成瘾性则相对较高些。不过，医师绝对不推荐长期服用这类药物。

89. 佐匹克隆治疗失眠效果如何？

佐匹克隆属于第三代安眠药，是吡嗪哌酯的衍化物，它的化学结构与巴比妥类及苯二氮䓬类截然不同，但同样有催眠作用。

佐匹克隆口服后吸收很快，在 1.5~2 小时后血中药物浓度达高峰，开始发挥作用。半衰期为 0.5~8 小时。服药后病人很快入睡（约 30 分钟），NREM 睡眠的 Ⅲ 期、Ⅳ 期增加，睡眠深度增加，REM 睡眠的潜伏期和周期的变化不大，总的睡眠作用延长，所以病人反映良好。

据调查，佐匹克隆对心、肝、肾、肺的毒副作用很少，安全性高。服药后次晨有 1/4 病人觉得有点头晕脑胀、昏昏沉沉、困倦、想睡，说明药物有些宿醉作用，但并不影响工作、学习和其他活动。另一个反应是药物在唾液中排泄，所以服药后第二天口苦，有一种怪味，可持续半天左右，这个反应常常使病人觉得不舒服。

至于佐匹克隆有没有药物依赖，目前还没有肯定的结论，法国进行动物实验观察认为没有发现成瘾性，但临床上有报道显示在长期服用佐匹克隆后突然停药，病人会出现轻度激动、焦虑、肌肉痛、失眠、噩梦等，但较苯二氮䓬类药物轻。

90. 唑吡坦治疗失眠效果如何？

唑吡坦也叫思诺思，属于第三代安眠药，是咪唑吡啶的衍化物，化学结构和巴比妥类和苯二氮䓬类完全不同，但也有很强的催眠作用。

唑吡坦口服后吸收很快，给药后 0.5~2 小时血中药物浓度就达高峰，开始起效。药物很容易进入脑中，半衰期是 1.4~3.8 小时，平均 2.5 小时。唑吡坦明显缩短失眠病人的入睡时间，使病人很快入睡，能延长 NREM 睡眠的 Ⅱ 期，加深 Ⅲ 期、Ⅳ 期，但对 REM 睡眠的潜伏期和周期无影响，因此基本上不改变正常的睡眠结构，可以提高睡眠质量，深受病人欢迎。

国内曾经调查唑吡坦的疗效，综合 300 多例失眠病人服药后的总结，认为入睡时间明显缩短，大约 30 分钟内一定能入睡，半夜醒转次数减少，做梦也减少，睡眠质量提高，总的睡眠时间延长到 6 小时以上。第二日清晨有少数病人仍感到头晕、昏昏沉沉、困倦、想睡，但不影响学习、工作和日常生活。

唑吡坦治疗失眠的原理和苯二氮䓬类相仿，也是通过增强中枢神经抑制性递质 γ-氨基丁酸的作用，那么唑吡坦有没有药物依赖和成瘾性呢？这是许多医师和病人关心的问题。根据生产厂家的动物实验结果，连续给动物灌药1个月没有发现成瘾性，另外，有些志愿受试者连续服用180天（6个月）也没有发现药物依赖。尽管如此，仍然不建议病人长期服用。

91. 水化氯醛现在还用来治疗失眠吗？

可以说水化氯醛是最早用来治疗失眠的药物之一，早在1888年就有医师开处方了，这个"百年老药"，迄今仍被用来治疗失眠。

水化氯醛是白色或无色的结晶，易溶解在水中，通常都把药物做成溶液后再服用，如果直接服用结晶，对胃肠道的刺激性太大，会立刻引起恶心、呕吐。做成溶液的水化氯醛仍有一股强烈的味道，在饮用时刺激咽喉部、食管和胃部，所以不少病人不愿意喝。服用水化氯醛后大约20分钟就可入睡，睡眠的质量高，NREM睡眠Ⅱ期增加，Ⅲ期也略增多，REM睡眠潜伏期延长，周期缩短，和巴比妥类很相似。半衰期为6~8小时，服药后次晨略感头晕脑胀，昏昏沉沉，但不严重。长期服用水化氯醛也有药物依赖，心理依赖和躯体依赖都存在，有的病人用水化氯醛催眠剂量越来越大，一般常用量为10%水化氯醛溶液10毫升，每晚一次，但成瘾后每晚要喝30~50毫升方能入睡。所以水化氯醛也同样不能长期服用。

现在用水化氯醛作为安眠药的医院较少，理由有三点：一是刺激性太强，且水化氯醛远不如药片易吞咽，病人不愿意接受；二是水溶液携带不方便，如果病人要出差到外地更加不便；三是成瘾性，不宜长期用。虽然水化氯醛用作安眠药越来越少，但在医疗上可有其他用途，如神经内科治疗癫痫连续发作的病人，可以用10%水化氯醛30毫升加上30毫升植物油，混匀后灌肠，能够有效地控制连续癫痫发作，使病人转危为安。

92. 安眠药除了三大系列之外，还有哪些药物？

安眠药有三大系列或称三代，而每一系列又有许多种衍化物，它们的化学结构和功能相仿，但除了这三大系列外，还有不少药物也有催眠镇静作用，包括上面提到的水化氯醛、甲丙氨酯都属于三大系列外的安眠药，下面再介绍一些。

（1）抗抑郁药物：临床上这类药物主要用来治疗抑郁症，不过并不是每一个抗抑郁药都有镇静催眠作用。一般来说抑郁症患者多半伴有睡眠障碍，常常需要服用安眠药，这类抗抑郁药在治疗抑郁的同时也治疗了失眠。这类抗抑郁药在精神科或精神病院用得较多，医师们有较丰富的用药经验。药物的剂量也有一个逐渐加量和减量的过程，比较麻烦，一般不作为常规的安眠药使用。

（2）抗精神病药物：如氯丙嗪、奋乃静、氟哌啶醇、氯氮平等，在临床上主要用来治疗精神病，如精神分裂症、躁狂等。这类药物一般都具有镇静催眠作用，服用后可改善睡眠。这些药物一定要在医生的指导下服用，一般从小剂量开始服用，逐渐加大量，直到病情稳定后再慢慢减量，服用时不太方便。作为安眠药使用则只需小剂量，但除了精神科或精神病院的医师外，一般很少开这类药用作安眠药。

（3）抗组胺药物：也就是过去所说的抗过敏药，如苯海拉明、非那根、扑尔敏、克敏嗪、苯印胺、赛庚啶、苯噻啶等，临床上皮肤科和变态反应科医师将此类药用于过敏性疾病的治疗，如急性、慢性荨麻疹，过敏性鼻炎、神经性皮炎、湿疹、哮喘等。它们也或多或少具有镇静作用，有时也用于失眠的病人，作为安眠药的替代品，但服用后都有嗜睡、困倦等不良反应。

93. 盐酸多塞平和阿米替林能治疗失眠吗？

盐酸多塞平和阿米替林都属于抗抑郁药的范畴，是三环类抗抑郁药，抑制中枢神经系统对5-羟色胺及去甲肾上腺素的再摄取，从而使突触间隙中这两种神经递质浓度增高而发挥抗抑郁作用，也具有抗焦虑和镇静作用。盐酸多塞平和阿米替林抗抑郁效果在服药后7~10天产生，对思维迟钝、行动缓慢、情绪低落等抑郁症状有明显的改善作用，多虑平还能改善病人的烦躁、焦虑、紧张、不安的情绪。盐酸多塞平和阿米替林都有一定的副作用，最常见的是抗胆碱能作用，病人服药后会产生口干、心动过速、便秘、尿潴留、视物模糊等不适。其次是抗组胺作用，也就是抗过敏作用，病人服药后会产生镇静、困倦、嗜睡、体重增加、低血压等反应。最严重的是心血管副作用，病人会产生体位性低血压、心律紊乱，甚至心跳停止，但这种严重不良反应很少见。

而盐酸多塞平和阿米替林之所以能用作安眠药，正是利用其抗组胺副作用，当病人服药后，由于药物本身的抗组胺副作用使病人产生困倦、嗜睡、镇静，恰好可使病人睡眠情况得到改善。这个例子是医师巧妙利用药物副作用的好例子，药物在医师手里不仅要利用其作用，也可以利用其副作用来达到治疗的目的。

94. 曲唑酮能治疗失眠吗？

曲唑酮是四环类非典型抗抑郁药，能选择性地拮抗5-羟色胺（5-HT）的再摄取，并有微弱的阻止去甲肾上腺素（NA）再摄取的作用，还可通过抑制负反馈调节，增加5-羟色胺的释放，从而达到抗抑郁的作用。曲唑酮有较强的中枢镇静作用和轻微的肌肉松弛作用，但无抗痉挛和中枢兴奋作用，可改善睡眠，显著缩短抑郁症患者入睡潜伏期，延长整体睡眠时间，提高睡眠质量，所以有利于治疗抑郁症病人合并失眠者。

曲唑酮口服后很快吸收，2小时血中药物浓度达高峰，但和食物一起吃会影响其吸收，吸收量减少，所以最好空腹服用。药物在体内经肝脏代谢，由肾脏排出，药物本身容易进入脑内发挥作用，半衰期需3~5小时。老年人服用曲唑酮治疗抑郁症比较安全，有轻度心脏病者也可以服，但有肝肾疾病者宜减少剂量。曲唑酮对中枢神经系统的镇静作用和轻微肌肉松弛作用有利于失眠的治疗，所以失眠病人可以在医生的指导下服用曲唑酮，但少数病人在服药后次晨会感到头晕脑胀、昏昏沉沉、困倦感，说明药物次晨仍有部分作用，此时可酌情减量服用。

95. 抑郁症治愈后，失眠会好转吗？

通过调查发现98%左右的抑郁症患者有睡眠障碍，而抑郁症病人的睡眠障碍绝大多数属于半夜早醒，往往睡到半夜2~3点钟就醒来，脑子里尽想些不愉快和绝望的事，此时最容易萌发出自杀的想法，十分危险。但我们要知道失眠是抑郁症的一个表现。经过治疗以后，随着抑郁症状的全面好转，失眠这种症状也会随之好转。

另外，药物的作用也不可忽视。在抑郁症状明显的时候，要劝说病人不去想不愉快的事是不可能的，只能通过药物来解决。现有的各种抗抑郁药物，有些本身就有镇静作用，如曲唑酮，有些具有抗组胺的副作用，如盐酸多塞平和阿米替林等，医师便可以利用这些副作用来治疗失眠。等到抑郁症状好转后，失眠也随之好转，这时药物就可以减量或停服了。

96. 抗抑郁药都能帮助治疗失眠吗？

抗抑郁药可以分成四大类，都是通过增高脑内与抑郁症相关的两个神经递质（即正肾上腺素和5-羟色胺）的含量来达到抗抑郁的目的。

（1）第一类是单胺氧化酶抑制剂，这类药物通过抑制单胺氧化酶，使单胺类物质（所有的神经递质基本上都是单胺类物质）活性不被破坏，来增加正肾上腺素和5羟色胺含量。但是单胺氧化酶抑制剂没有镇静作用，所以不能治疗失眠。

（2）第二类是三环类抗抑郁药，这类药物通过阻止单胺类物质重新吸收到细胞内，使遗留在血液中的单胺类物质（正肾上腺素和5-羟色胺）含量增加。三环类抑郁药有抗胆碱能和抗组胺作用，会产生嗜睡、困倦、镇静等副作用，可以用来帮助治疗失眠，但利用的是其副作用。

（3）第三类是杂环类抗抑郁药，作用机制类似三环类抗抑郁药，也具有抗胆碱能和抗组胺作用，会产生嗜睡、困倦、镇静等副作用，可以用来帮助治疗失眠。

（4）第四类是选择性5-羟色胺重摄取抑制，顾名思义就是通过阻止5-羟色胺重新吸收到细胞内，来达到增加5-羟色胺含量的目的。但是选择性5-羟色胺重摄取抑制有兴奋作用，一般不能治疗失眠。

由此可以看出：并不是所有抗抑郁药都能帮助治疗失眠。但是只要把抑郁症治好了，失眠症状就可以好转。所以从这个意义上来讲，抗抑郁药又都可以帮助治疗失眠。

 97. 为什么有些抗组胺药也有催眠作用？

抗组胺药过去也称为抗过敏药，主要用于过敏性疾病的治疗。过敏反应（或称变态反应）的原因大多数是因为组胺和身体上的受体结合所致。组胺和受体结合后使血管猛烈扩张、血浆从血管中渗出，以至局部组织充血、水肿、痒、起荨麻疹等。抗组胺药物的作用机制就是抢先一步，先和身体上的组胺受体结合起来，使组胺无法再和受体结合，这样过敏反应就表现不出来了。而大多数抗组胺药都有较强的中枢抑制作用，它们可以进入脑内抑制神经细胞的活动，所以在临床上往往产生困倦、嗜睡、镇静作用。

98. 慢性长期失眠病人能一直服用安眠药吗？

不可以。安眠药并不是解决慢性长期失眠的好办法，即便是生产厂家也不希望病人长期吃安眠药。最好的办法是查清病因，对症下药。

首先，慢性长期失眠病人应当查清病因，一般来说，失眠只是一个症状而不是疾病，所以在慢性长期失眠的幌子下必然有一个疾病存在。除了我们说过的不少身体上的疾病，如关节炎、肺结核、慢性肝炎、贫血、肌病等必须先进行病因治疗，只有病因去除，才谈得上对失眠的治疗。

其次，要调整环境因素。如卧室环境的布局，强光和噪声的隔离，卧具的挑选等，还有工作环境的调整，如变三班倒为正常班，变常年夜班为白班等。

再次，要建立良好的睡眠习惯。每天准时起床，不熬夜，定时进餐，黄昏后避免刺激性饮料等。

最后，要提醒读者注意的是精神心理因素，许多病人是因为患有焦虑症和抑郁症才引起的慢性长期失眠，但是病人由于各种原因没有治疗这一病症，而只是长期服用安眠药，造成安眠药成瘾。大家一定要正视自己的身体，自己的疾病，积极治疗才是良策。

99. 中医可以治疗失眠吗?

我国传统医学有悠久的历史,虽然理论和治则与现代医学相差甚远,但在我国历史上发挥了重要的作用,说明其中确实有许多值得发掘的东西。

按照传统医学的理论,失眠有许多病因,但归根结底在于"心"有病,举例来说,心血不足、肾水不足(不能灭心火)、肝火太旺(导致心火也旺)、痰迷心窍等,都和"心"有关。实际上,传统医学的"心"有相当一部分与现代医学的脑有关。

中医治疗的原则是根据"证"来决定的,所谓"辨证论治"就是指此。通常有宁心安神、清热泻火、滋阴降火、清化痰热、活血化瘀等治则,虽然原则不同,但应用得当,效果都很好。

中药的内容很多,这里无法做全面介绍,但一些单方可以罗列出来,如天麻丸、灵芝片、葛根素、杜仲、菖蒲、远志、柏子仁、酸枣仁、莲子芯、琥珀、牛黄、朱砂等都有宁心安神的功效,如果搭配得当,无疑可以治疗失眠。

此外,复方制剂、中成药中可以治疗失眠的就更多了,如天王补心丹、人参归脾丸、八珍益母膏、柏子养心丸、安神补心液、安神补脑丸、神经衰弱丸等。

针灸、耳针、电针、激光穴位治疗失眠中,医师开展了很多,有些病人确实感到这些治疗方法对失眠有效。

在失眠的治疗过程中,中西医结合有非常大的优势,两者不矛盾,可以配合使用,使疗效更佳。

 100. 褪黑激素能改善失眠吗?

由松果体合成、分泌的褪黑激素是由5-羟色胺转化而来,它与光照射的关系密切，在有光照射的情况下，5-羟色胺被贮存起来，一旦进入黑暗状态，褪黑激素就大量形成，并迅速到血液和脑脊液中发挥作用，因此，可以说褪黑激素"喜暗怕亮"，这种特性会不会和人的睡眠有关系呢？

美国曾经做过一个试验，把不同剂量的褪黑激素给志愿受试者服用，并记录他们的入睡潜伏期、睡眠结构、总睡眠时间等，结果发现各人的报告很不一致，有些人认为褪黑激素可以加快入睡，睡眠质量也提高了，另一些人则觉得服激素和不服激素对睡眠没有什么影响，所以最终得不出结论，但是确实有人改善了睡眠。看来褪黑激素的作用因人而异，临床上确实有一部分失眠病人服用后能改善睡眠，但绝大多数属于急性的、因调整时差而引起的失眠，如出国开会或旅游，因时差导致失眠，服用褪黑激素可以纠正睡眠情况。对于慢性长期失眠的病人来说，效果就不理想，甚至作为药物的辅助治疗收效都甚微。

101. 妊娠期妇女、老年人、儿童这三类特殊人群失眠症的治疗需要注意什么？

对于妊娠期妇女，推荐心理治疗等非药物治疗方法作为首选。而药物治疗方面，原则上应尽量缩短治疗疗程，以控制症状为主；尽量采用单药治疗，避免联合用药；尽量采用小剂量给药；尽量采用更安全的药物。

针对老年失眠症患者，推荐首选心理和行为干预治疗，其次考虑药物治疗。苯二氮䓬类药物虽然短期内能改善睡眠状况，但可能会增加痴呆的风险，且会增加跌倒风险，不建议在老年人中首选。

针对儿童人群的失眠症的处理，《中国失眠症诊断和治疗指南》（2017 年）建议首先应仔细询问儿童的病史，推荐使用针对儿童设计睡眠评估量表，如儿童睡眠习惯问卷和儿童睡眠紊乱量表等。推荐标准消退法、渐进消退法和定时提前唤醒等非药物治疗。美国 FDA 至今未批准任何一种专门治疗 16 岁以下儿童失眠症的药物，且治疗成人失眠症的多数药物不推荐用于儿童。《指南》特别注明，存在药物的适应证时，建议选择药物需权衡利弊，与儿童的年龄和神经发育水平相适应，针对主要症状，儿童失眠症可选用的治疗药物类型包括抗组胺类、α-受体激动剂、褪黑素、铁剂、苯二氮䓬类药物等。

参 考 文 献

［1］贾建平，陈生弟. 神经病学［M］. 8 版. 北京：人民卫生出版社，2018.

［2］赵利杰. 摆脱失眠——名院名医谈健康［M］. 北京：中国人口出版社，2016.

［3］金圣荣. 怎样提高你的睡眠质量［M］. 北京：中国协和医科大学出版社，2015.

［4］郭力，贾跃进. 防治失眠的安神食疗方［M］. 北京：中国协和医科大学出版社，2017.

［5］苏亮，陆峥. 2017 年中国失眠症诊断和治疗指南解读［J］. 世界临床药物，2018，39（4）：217-222.

［6］李清伟，陆峥. 成人慢性失眠症药物治疗的临床实践指南解读［J］. 世界临床药物，2018，39（5）：289-292.

［7］中医科学院失眠症中医临床实践指南课题组. 失眠症中医临床实践指南［J］. 世界睡眠医学杂志，2016，3（1）：8-25.